DUMONT

Leben kann man nicht alleine, das ist die zentrale Botschaft der modernen Mikrobiomforschung, und wir beginnen zu begreifen, dass dieses Aufeinanderangewiesensein von Wirt und Mikroben, eine Eigenschaft des Lebens schlechthin ist, so elementar wie die Tatsache, dass Lebewesen aus Zellen aufgebaut sind.
Bernhard Kegel hatte diese neue Perspektive auf das Leben in seinem richtungsweisenden Buch ›Die Herrscher der Welt‹ anhand von tierischen und pflanzlichen Metaorganismen aller Art erläutert und illustriert. In ›Die Gesundmacher‹, ein Auszug aus ›Die Herrscher der Welt‹, konzentriert er sich nun allein auf das, was Medizin und Biologie über die Liaison zwischen Einzellern und dem Menschen herausgefunden haben.
Mit modernsten Methoden sind Wissenschaftler dabei, den Vorhang vor einem Schauspiel zu lüften, das weniger von Krankheit, Siechtum und Tod als von Gesundheit, Kooperation und Arbeitsteilung handelt.

Bernhard Kegel, geboren 1953 in Berlin, studierte Chemie und Biologie an der Freien Universität Berlin, danach Forschungstätigkeit, Arbeit als ökologischer Gutachter und Lehrbeauftragter. Seit 1993 veröffentlichte er mehrere Romane und Sachbücher, zuletzt erschienen bei DuMont die Sachbücher ›Epigenetik‹ (2009), ›Tiere in der Stadt‹ (2013) und ›Die Herrscher der Welt‹ (2015). Bernhard Kegels Bücher wurden mit mehreren Publizistikpreisen ausgezeichnet. Der Autor lebt in Berlin.

Bernhard Kegel

DIE GESUNDMACHER

Was Bakterien für unseren Körper tun und
wie wir sie dabei unterstützen können

DUMONT

FSC
www.fsc.org
MIX
Papier aus verantwortungsvollen Quellen
FSC® C083411

April 2017
DuMont Buchverlag, Köln

Der Text ist ein Auszug aus
»Die Herrscher der Welt. Wie Mikroben unser Leben bestimmen«

Umschlaggestaltung: Lübbeke Naumann Thoben, Köln
Satz: Fagott, Ffm
Gesetzt aus der Documenta und der Univers
Druck und Verarbeitung: CPI books GmbH, Leck
Gedruckt auf säurefreiem und chlorfrei gebleichtem Papier
Printed in Germany
ISBN 978-3-8321-6421-8

www.dumont-buchverlag.de

INHALT

VORWORT

Im Frühjahr 2015 erschien mein Buch »Die Herrscher der Welt – Wie Mikroben unser Leben bestimmen«. Es erhielt viel Kritikerlob und war in Deutschland und Österreich für die Wahl zum Wissenschaftsbuch des Jahres nominiert.

Thema des Buches ist die Erforschung des sogenannten Mikrobioms, der Gesamtheit aller Mikroorganismen, die den Körper vielzelliger Lebewesen bewohnen. Geprägt wurde dieser Begriff durch den amerikanischen Molekularbiologen und Nobelpreisträger Joshua Lederberg, der nach dem Ende des Humangenomprojektes dazu aufrief, nach unserem eigenen Erbgut auch das Genom sämtlicher Mikroben zu entziffern, die an und in unseren Körpern leben, unser Mikrobiom. Nur dann, so Lederberg, sei ein wirklich umfassendes Verständnis des menschlichen Organismus möglich.

Der Kieler Zoologe Thomas C. Bosch, der kürzlich zusammen mit Kollegen aus Biologie und Medizin das erste große Forschungsprojekt zum Thema in Deutschland initiierte, formuliert es so: »Krankheit ist multiorganismisch.« Und Gesundheit natürlich auch. Denn Menschen sind keine Einzelwesen, sondern Metaorganismen oder Holobionten, die aus einem Wirt und einer großen Zahl von Mikroben bestehen. Dazu zählen vor allem Bakterien, aber auch tierische Einzeller, Pilze und Viren. Eine vor kurzem veröffentlichte Studie verdeutlicht, was er damit meint. Ob es zum Ausbruch einer bestimmten Haut-

und Geschlechtskrankheit kommt, hängt danach nicht allein nur vom Angriff des krankmachenden Bakteriums ab, sondern auch von der Zusammensetzung des Hautmikrobioms des Patienten. Nur wenn man das Ganze (griechisch holos) im Blick hat, den Wirt und seine Mikroben, wird ein tiefer gehendes Verständnis möglich. Die viel beschworene individualisierte Medizin der Zukunft wird daher nicht nur das Erbgut des Patienten berücksichtigen müssen, sondern auch die vielen Milliarden winziger Begleiter.

Für mich als Biologen bestand und besteht die besondere Faszination dieser revolutionären Entdeckungen in der Tatsache, dass sie alle Lebewesen betreffen. Nicht nur wir Menschen sind Metaorganismen, sondern alle Tiere und Pflanzen auf der Erde, ob groß oder klein, ob zu Lande oder im Wasser. Sie alle tragen eine spezifische Gesellschaft unsichtbarer Begleiter an und in sich, und nicht selten wären sie ohne diese Helfer gar nicht lebensfähig. Diese symbiotischen Verbindungen sind das Ergebnis einer viele Millionenjahre andauernden gemeinsamen Evolution, einer Koevolution.

Leben kann man nicht alleine, das ist die zentrale Botschaft der modernen Mikrobiomforschung, und wir beginnen zu begreifen, dass dieses Aufeinanderangewiesensein von Groß und Klein, von Wirt und Mikroben, eine Eigenschaft des Lebens schlechthin ist, so elementar wie die Tatsache, dass Lebewesen aus Zellen aufgebaut sind.

Um das zu illustrieren, wimmelt es in den »Herrschern der Welt« von Würmern aller Art, von Blattläusen, Rindern und Affen, kurz: von tierischen und pflanzlichen Metaorganismen aller Art. Es ist ein biologisches Buch und hat die gesamte Organismenwelt im Blick. Der Mensch nimmt zwar deutlich mehr Raum ein als, sagen wir, Termiten und Ameisen, aber er wird eben nur als eine Art von vielen behandelt, als Gleicher unter Gleichen.

Nun soll es Leserinnen und Leser geben, die zwar brennend an allem interessiert sind, was Medizin und Biologie über ihre Körper herausfinden, denen aber jegliches Getier gestohlen bleiben kann. Die sich nicht durch seitenlange Abhandlungen über das Innenleben von Ameisen, Bienen und Wespen kämpfen wollen, bevor sie etwas Neues über sich selbst und ihresgleichen erfahren.

Falls Sie sich zu diesen Menschen zählen, liebe Leserinnen und Leser, dann ist »Die Gesundmacher« das richtige Buch für Sie. Es ist ein Auszug aus »Die Herrscher der Welt«, enthält alle Passagen, die von uns Menschen handeln und zu deren Verständnis nötig sind, und verschont Sie mit all dem Ballast, auf den Biologen nicht verzichten zu können glauben. Denn natürlich möchte ich auch Sie für dieses Thema begeistern.

Sollten Sie am Ende Feuer gefangen haben und feststellen, dass Sie es wider Erwarten doch gern ausführlicher hätten, dass Sie verstehen wollen, wie es zu dieser seltsamen Liaison zwischen Wirt und Mikroben kommen konnte, wie deren Kommunikation abläuft und warum diese Erkenntnisse zu einem revolutionären Umdenken in den Lebenswissenschaften führen werden, wenn Sie dazu einen ausführlichen Anmerkungsapparat mit genauen Quellenangaben wünschen, dann können Sie ja immer noch zu der Langfassung »Die Herrscher der Welt« greifen. Das Original ist mittlerweile auch in einer preiswerten Taschenbuchausgabe erhältlich.

Wahrscheinlich mögen Sie keine Bakterien. Niemand mag sie. Doch ob Sie nun »Die Gesundmacher« oder »Die Herrscher der Welt« lesen, in jedem Fall empfielt es sich, gegenüber den Bakterien und den anderen einzelligen Helden, denen Sie begegnen werden, zumindest für die Zeit Ihrer Lektüre eine eher entspannt gelassene Haltung einzunehmen. Obwohl auf fast jeder Seite von ihnen die Rede sein wird, sind dies keine Bücher, die in erster Linie von Bakterien und anderen Mikroben handeln. Im Mittelpunkt steht die Verknüpfung von Mikro- und Makrokosmos, das faszinierende Miteinander von überaus versierten Einzellern und allen anderen Lebewesen einschließlich des Menschen. Mit modernsten Methoden sind Wissenschaftler dabei, den Vorhang vor einem Schauspiel zu lüften, das weniger von Krankheit, Siechtum und Tod als von Gesundheit, Kooperation und Arbeitsteilung handelt. Sie werden eine ganz andere und viel freundlichere Seite dieser kleinsten aller Lebewesen kennenlernen. Außerdem haben wir keine Wahl. Entkommen kann man ihnen nicht.

In diesem Sinne: viel Vergnügen beim Lesen, und mögen unsere Symbionten mit uns sein!

EINFÜHRUNG

Haben Sie ein Foto von Freunden oder Familienmitgliedern greifbar? Oder vielleicht eine Illustrierte, eine Programmzeitschrift? Was sehen Sie darauf?

Dumme Frage, werden Sie denken, Menschen natürlich. Vermutlich gehören diese Menschen irgendeiner sozialen Gruppe an, einer Familie, einer Peergroup, einem Volk oder einer Ethnie. Es handelt sich jedoch eindeutig um Einzelwesen, um Individuen mit bestimmten Eigenschaften, Kennzeichen und Fähigkeiten, die sie geerbt, gelernt oder auf andere Weise erworben haben.

Aus biologischer Sicht würde man sagen: Es handelt sich um Exemplare der Hominiden-Spezies Mensch *(Homo sapiens sapiens)*. Obwohl wir es ohne technische Hilfsmittel nicht sehen können, wissen wir, dass ihre Körper aus Milliarden winziger Zellen bestehen. Diese Zellen können unterschiedlichste Gestalt annehmen und eine Vielzahl an zum Teil hoch spezialisierten Aufgaben erfüllen, sie sind aber ausnahmslos durch Teilung aus einer einzigen hervorgegangen, der befruchteten Eizelle, und daher genetisch identisch. Nach der Teilung bleiben fast alle Zellen miteinander verbunden und ordnen sich gemäß ihrem genetischen Plan und unter Einfluss der Umwelt zu einem vielzelligen, komplexen Ganzen an – dem Wunder Mensch. Alles, was sie zu leisten imstande sind, vom Verdauen der Nahrung bis zur Errichtung gigantischer Bauwerke, alle ihre Merkmale und Eigenschaften schaffen diese Wesen aus sich selbst heraus, im Zusammenspiel ihrer Zellen und in Kooperation mit anderen Einzelwesen ihrer Art.

In ganz ähnlicher Weise würden wir aber auch Tiere beschreiben, einen Hund, ein Pferd oder einen Elefanten, sogar einen Regenwurm oder einen Schmetterling. Auch sie bewerkstelligen alles, was sie können, aus eigener Kraft oder in Zusammenarbeit mit Artgenossen. Das Gleiche gilt für Pflanzen (obwohl die Verhältnisse hier komplizierter sind). Kurz: Die Tatsache, dass die meisten Organismen einschließlich des Menschen autarke Einzelwesen sind, ist für uns eine Selbstverständlichkeit – und zwar nicht nur für wissenschaftliche Laien. Die Existenz biologischer Individuen bildet die Grundlage vieler Fachdisziplinen, von der Genetik über Anatomie und Physiologie bis zur Evolutionsbiologie.

In letzter Zeit mehren sich jedoch die Zeichen, dass diese unsere Sicht auf die belebte Welt und uns selbst falsch oder zumindest in grober Weise unvollständig ist. Ein wesentlicher, ja entscheidender Teil der Realität ist unserer Aufmerksamkeit entgangen. Wie fundamental dieser Fehler war, lässt sich vielleicht erahnen, wenn man sich folgendes Bild vor Augen führt: Ein Außerirdischer beobachtet ein gähnend leeres Stadion, in dem zwei Mannschaften ein leidenschaftlich geführtes Ballspiel austragen. Nach einer Weile begreift er, worum es dabei geht: Das kleine Runde muss ins Eckige. Offenbar folgt das Ganze bestimmten Regeln, und ein schwarz gekleideter Mann mit Trillerpfeife achtet darauf, dass sie eingehalten werden. Warum wird das Spiel aber in einem riesigen Stadion ausgetragen, auf dessen Sitzreihen sich nur eine Handvoll Zuschauer verlieren, und warum abends, im Dunkeln, sodass man es mit großen

Scheinwerfern aufwendig beleuchten muss? Wieso tragen die Spieler bunte Schriftzeichen auf der Brust, und warum kämpfen sie bis zum Umfallen? Niemand sieht oder hört zu. Was also sollen die vielen Werbetafeln, die sich dauernd verändern, der riesige Bildschirm, auf dem Spielszenen wiederholt werden, die Lautsprecherdurchsagen, das Feuerwerk, die wehenden Fahnen an den Masten, die Musik, für wen tanzen die jungen Mädchen? Vieles bleibt für den Alien unverständlich, und er sucht nach Erklärungen. Wird das alles veranstaltet, um die Konzentrationsfähigkeit der Spieler auf die Probe zu stellen? Oder damit die, die auf der Ersatzbank sitzen, sich nicht langweilen? Der Außerirdische weiß nicht, dass die gastgebende Mannschaft zu diesem Geisterspiel verdonnert wurde, weil es beim letzten Heimspiel zu schweren Zuschauerausschreitungen gekommen war. Vor allem ahnt er nicht, dass an diesem Spektakel nicht nur die wenigen Menschen beteiligt sind, die sich im Stadion befinden. Für ihn unsichtbar sitzen Millionen von Zuschauern in Kneipen und Wohnzimmern, um das Spiel zur besten Sendezeit an ihren Fernsehschirmen zu verfolgen. Ihnen gilt der ganze Aufwand. Sie sind die eigentlichen Adressaten. Ohne sie würde dieses Spiel so nicht stattfinden.

Bis vor Kurzem befanden sich die Biologen in einer vergleichbaren Situation. Sie sahen die bekannten Akteure auf dem Rasen, die Tiere und Pflanzen, und versuchten, die geltenden Gesetzmäßigkeiten zu verstehen. Sie fanden heraus, dass biologische Individuen in einem komplexen Gewebe ökologischer Wechselwirkungen leben, in einer Welt voller Artgenossen, Fressfeinde, Beutetiere, Nahrungspflanzen, Bestäuber und Parasiten, in der das Klima und die chemische Beschaffenheit von Wasser, Luft und Böden die Rahmenbedingungen setzen. Schon im 17. Jahrhundert entdeckten sie mithilfe neuartiger Mikroskope, dass über die sichtbare Welt hinaus ein Mikrokosmos existiert, in dem es von winzigen Lebewesen, von Bakterien, Algen, Pilzen und tierischen Einzellern nur so wimmelt. Anders als die Menschen vor den Fernsehern in unserer Geschichte sind diese Mikroben keine passiven Zuschauer, sondern nehmen höchst aktiv am Lebensgeschehen teil. Die Zahl der Akteure auf dem ökologischen Spielfeld wurde immer größer, und die Regeln ihres Zusammenlebens erwiesen sich als derart komplex, dass sie den Forschern erhebliches Kopfzerbrechen bereiteten.

Heute wissen wir jedoch, dass die meisten Akteure trotz immer besserer mikroskopischer Techniken weiterhin im Verborgenen agierten. Erst in den letzten Jahren begannen die Wissenschaftler, sich ihrer tatsächlichen Zahl und Bedeutung bewusst zu werden und zu verstehen, wie eng und vielfältig die Verbindungen von Tieren und Pflanzen mit den mikrobiellen Winzlingen wirklich sind. Was die Forscher zutage befördern, ist derart revolutionär, dass die prominente amerikanische Mikrobiologin Margaret McFall-Ngai bei vielen in ungläubiges Staunen verfallenden Biologen eine Art »Zukunftsschock« diagnostizierte. Der Grund: »Zu viel Veränderung in zu kurzer Zeit.« Den Biologen geht es wie dem Alien, der plötzlich die Kameras entdeckt und erkennt, dass an dem Spektakel im Stadion ein Millionenpublikum teilnimmt. Die neuen Erkenntnisse brächten große Herausforderungen mit sich, betonte jüngst ein internationales Autorenteam namhafter Forscher. Sie seien »ein Aufruf an alle Lebenswissenschaftler, ihre Sicht auf die fundamentale Natur der Biosphäre signifikant zu verändern«.

Als vor etwa 700 bis 800 Millionen Jahren tierisches Leben entstand, hatten Bakterien schon mindestens drei Milliarden Jahre Evolution hinter sich, genug Zeit, um Strategien für die unwirtlichsten Lebensbedingungen zu entwickeln, um vielfältige Formen des Miteinanders auszuprobieren und auf das, was noch kommen sollte, vorbereitet zu sein. Jeder Entwicklungsschritt der vielzelligen Neulinge erfolgte in einer von Bakterien beherrschten Welt, und was immer die Evolution sich für die komplexer werdenden Tiere und Pflanzen ausdachte, Bakterien und andere Mikroben waren dabei: als Nahrung, als Erreger von Krankheiten, aber auch als Partner, Helfer und Impulsgeber. In großer Zahl schlossen sie sich den neuen Wesen an und machten sich im Laufe des folgenden gemeinsamen Evolutionsweges unentbehrlich.

Nimmt man diese Überlegungen und Erkenntnisse ernst – und immer mehr Wissenschaftler tun dies –, dann müssen Genetiker, Evolutionsbiologen, Physiologen, Ökologen, Immunologen, Mediziner und Entwicklungsbiologen umdenken oder besser: noch einmal von vorn denken – und mit ihnen wir alle, ob es uns gefällt oder nicht. Nichts in der Biologie ergibt mehr Sinn ohne Berücksichtigung der Mikroben, könnte man in Abwandlung eines berühmten Zitates des Evolutionsbiologen Theodosius Dobzhansky sagen. Viele Probleme der Lebenswissenschaften müssen neu durchdacht werden, beginnend mit einer einfachen Frage, von der wir glaubten, wir wüssten die Antwort: Was ist das eigentlich, ein Organismus?

Mikroben sind allgegenwärtig, doch lange hat sich die Wissenschaft – aus verständlichen Gründen – vor allem auf ihre Rolle als Krankheitserreger konzentriert. Symbiosen, eine Art Gegenmodell, das nicht für ein feindliches, sondern ein kooperatives Miteinander von Mikroben und anderen Lebewesen steht, galten für die Mehrzahl der Forscher als seltene Ausnahmen, und meist interessierte man sich nur für spektakuläre und ökonomisch wichtige Fälle, etwa für die Knöllchenbakterien einiger Kulturpflanzen, die einzelligen Verdauungshelfer der Kühe oder die Holz zersetzenden Untermieter der Termiten. Heute wissen wir, dass es sich tatsächlich um Ausnahmen handelt, aber nur, weil sie vergleichsweise einfach sind, mit wenigen beteiligten Organismenarten. Im Normalfall sind es nicht ein oder zwei, sondern Hunderte, Tausende oder gar, wie im Falle des Menschen, Zehntausende von bislang unbekannten Mikrobenarten, und möglicherweise leisten sie alle in einem dynamischen Miteinander einen kleinen oder großen Beitrag zu dem, was uns als scheinbar autarkes Einzelwesen gegenübertritt. Diesen Beitrag zu entschlüsseln wird eine der großen Herausforderungen der Biowissenschaften für die kommenden Jahrzehnte sein. Die Forscher sehen sich mit schwindelerregend komplexen Wechselwirkungen konfrontiert, und die Ausnahmen der Vergangenheit werden unversehens zu Modellsystemen, die Entscheidendes zum Verständnis der Zusammenhänge beitragen können.

Welchen Einfluss haben diese Winzlinge auf die Entwicklungswege der Lebewesen genommen, die nach ihnen entstanden, und welche Wirkung haben sie noch heute? Unglaublich, aber wahr: Ein Drittel der in unserem Blut zirkulierenden Stoffwechselverbindungen ist nicht-menschlichen Ursprungs. Sie stammen zum großen Teil von Körperbakterien, vor allem aus dem Darm, die ihren chemischen Einfluss auf diese Weise bis hin zu weit entfernten Organen ausdehnen, bis in die Schaltzentrale, ins Gehirn. Was bewirken diese Stoffe? Welche Informationen werden hier übermittelt, und wer ist ihr Adressat?

Eines dürfte schon jetzt klar sein: Kein Lebewesen ist mit sich allein. Für jede seiner Lebensäußerungen, jede seiner Eigenschaften und Fähigkeiten muss in Zukunft auch die Frage nach den Mikroben gestellt werden. Sichtbar wird nichts Geringeres als ein atemberaubend neues Bild von der Welt, in der wir leben. Es sieht anders aus, als wir gedacht haben. Biologische Individuen existieren nicht und haben nie existiert. Irdische Lebewesen sind in einer Weise miteinander verknüpft und verbunden, von der wir bis vor Kurzem kaum eine Vorstellung hatten. Vielleicht kommt diese Erkenntnis angesichts der enormen Herausforderungen der Zukunft gerade recht, um uns Menschen den Platz im Lebensgeschehen zuzuweisen, der uns zusteht.

1

MIKROBENWELT – IN ZEITEN GROSSER ENTDECKUNGEN

Als Forscher auf der ganzen Welt sich Ende des letzten Jahrtausends daranmachten, das menschliche Genom zu entziffern, versprachen sie bahnbrechende neue Erkenntnisse über uns selbst und vor allem Heilung von den großen Geißeln der Menschheit. Zwar lässt die Einlösung der Heilsversprechen auf sich warten, die Methoden und Verfahren, die im Zuge dieses Menschheitsprojektes zur Anwendung kamen, wurden jedoch immer weiter verbessert und sind aus der biologischen Forschung nicht mehr wegzudenken. Die heute praktizierte DNA-Sequenzierung der nächsten Generation (*next generation sequencing*) ist ungleich leistungsfähiger als das, was den Pionieren des Humangenomprojektes zur Verfügung stand.

Kostete die erste vollständige Entzifferung eines menschlichen Erbguts noch drei Milliarden Dollar, liegt der Preis heute bei nur 5000 Dollar, und das Ganze dauert nicht mehr Jahre, sondern höchstens Wochen. Die Zahl der entzifferten Pflanzen-, Tier- und Bakteriengenome geht mittlerweile in die Tausende. »Für die ersten zwölf Genome haben wir 17 Jahre gebraucht«, sagt Peter Pohl, Geschäftsführer von GATC Biotech, des in Konstanz ansässigen Marktführers unter den Sequenzierdienstleistern in Europa, und für die nächsten 2000 Genome fünf Jahre. Und für die »nächsten 20 000 Genome werden wir keine zwei Jahre mehr brauchen, schätze ich«. Gleichzeitig erarbeitete die Bioinformatik immer bessere Software-Instrumente, um Ordnung in die ungeheuren Datenmengen zu bringen, die mit diesen Methoden produziert werden.

In nahezu allen Bereichen der Lebenswissenschaften haben sich diese Technologien zu unentbehrlichen Hilfsmitteln entwickelt, und nun sorgen sie für bahnbrechende neue Erkenntnisse, mit denen, zumindest in der Öffentlichkeit, niemand gerechnet hat. Der enorme, innerhalb nur weniger Jahre erzielte technische Fortschritt ermöglicht heute Forschungsansätze, die früher unmöglich erschienen, zum Beispiel die Metagenomik. Sie hat nicht mehr nur die Sequenzierung einzelner Genome im Blick, sondern analysiert die DNA ganzer Organismengemeinschaften. Untersucht werden die Genome aller Lebewesen, die in einer bestimmten Umweltprobe enthalten sind, in einem Liter Meereswasser, im Bodensediment eines Sees oder im Stuhl eines Menschen – eine ideale Methode zur Untersuchung von Mikrobengemeinschaften.

Früher musste man Bakterien kultivieren, um ihre Eigenschaften und Fähigkeiten untersuchen zu können. Die Forscher überführten sie aus ihrem natürlichen Lebensraum ins Labor und versuchten, die Zellen auf speziellen Nährmedien am Leben zu erhalten und, wenn möglich, zu vermehren. Mikrobiologen brachten es dabei zu einiger Meisterschaft. Schon bei den ersten metagenomischen Analysen tauchten jedoch viele DNA-Sequenzen auf, die in keiner Datenbank verzeichnet waren. Heute schätzen Experten, dass sich nicht einmal ein Prozent der Mikrobenarten kultivieren lässt. Bei einer metagenomischen Analyse werden möglichst alle Zellen, die sich in einer Umweltprobe befinden, zerstört, ihre frei gewordene DNA wird extrahiert und gereinigt und anschließend analysiert. Ob die Zellen kultivierbar sind oder nicht, spielt dabei keine Rolle. »Die moderne Erforschung der mikrobiellen Vielfalt«, stellt der amerikanische Botaniker und Pilzexperte Nicholas Money fest, »hat das Mikroskop durch automatische Sequenzierer ersetzt.«

Mit diesen und anderen molekularbiologischen Methoden gelingt es Forschern erstmals, einen Eindruck von der tatsächlichen Vielfalt der Mikroben zu erlangen, von ihrer atemberaubenden Omnipräsenz in Böden, in den Meeren, unter den Eismassen der Antarktis sowie in und an anderen Lebewesen. Im Gestein kilometertief unter dem Meeresboden, dem größten Lebensraum der Erde, werden nach jüngsten Schätzungen zwei Drittel der gesamten Biomasse des Planeten vermutet. Anders als von Jules Verne in seinem Roman *20 000 Meilen unter dem Meer* ausgemalt, wird sie nicht von höhlenlebenden Riesenechsen und anderen Ungetümen gebildet, sondern ausschließlich von winzigen Mikroben. Und während diese »tiefe Biosphäre« die globale Verteilung von Kohlenstoff und Schwefel beeinflusst, betätigen sich Luftbewohner hoch oben in der Troposphäre, wo unsere Flugzeuge ihre Bahnen ziehen, als Klimaköche und tragen zur Wolkenbildung bei. Der Planet Erde, darüber kann kein Zweifel bestehen, ist eine Mikrobenwelt.

•••

Besonders drastisch fällt die Korrektur alter Vorstellungen bezüglich der Ozeane aus, dort, wo mikrobielles Leben vor drei bis vier Milliarden Jahren entstanden sein könnte. Waren vor dem *Census of Marine Life*, einer groß angelegten Bestandsaufnahme ozeanischen Lebens, etwa 20 000 verschiedene marine Mikroorganismen bekannt, schätzt John Barros, Leiter des für Mikroben zuständigen Teilprojektes und Professor an der University of Washington, den Bestand heute auf etwa eine Milliarde Arten. Allein in den Ozeanen würden damit mindestens zehnmal mehr Mikrobenarten leben als Pflanzen- und Tierspezies auf der ganzen Welt. Zusammen würden sie das Gewicht von etwa 240 Milliarden Afrikanischen Elefanten auf die Waage bringen. Das entspricht 50 bis 90 Prozent der lebenden Biomasse in den Ozeanen. Wer das Erdklima und die globalen Stoffkreisläufe verstehen will, kommt an den kleinsten Lebewesen der Ozeane nicht vorbei.

Antje Boetius, die deutsche Leibniz-Preisträgerin vom Max-Planck-Institut für Marine Mikrobiologie in Bremen, glaubt, dass John Barros mit seiner Schätzung eher zu niedrig liegt. »Nehmen Sie irgendwo einen Teelöffel voller Erde. Dann einen Teelöffel voll Schlamm aus dem Meer. Und dann einen Liter Meerwasser. In allen drei Proben werden Sie etwa 20 000 Mikrobenarten finden. Davon überlappen sich jeweils nur zwanzig.«

Pionierarbeit leistete einmal mehr der amerikanische Molekularbiologe Craig Venter, der mit einer innovativen Sequenziermethode, dem sogenannten *»Shotgun Sequencing«*, schon dem öffentlich finanzierten Humangenomprojekt Beine gemacht hatte. Dabei wird ein DNA-Molekül in eine Vielzahl von kurzen Schnipseln zerlegt, deren chemische Buchstabenfolgen mit Sequenzierautomaten bestimmt und dann im Computer mithilfe sich überlappender Sequenzen an ihren Enden wieder zusammengesetzt werden. Die gleiche Methode wendeten er und seine Mitarbeiter im Jahr 2003 in der Nähe der Insel Bermuda an, um eine metagenomische Analyse der Sargassosee durchzuführen. Dieses Meer war bereits gut untersucht.

»Es ist«, so die Forscher, »relativ nährstoffarm, und so dachte man, dass mikrobielles Leben nur eine sehr geringe Vielfalt aufweisen würde.«

Doch in den Wasserproben konnte Venters Team mit wenigen Stichproben mindestens 1800 verschiedene Mikrobenarten nachweisen und DNA-Sequenzen von mehr als einer Milliarde Basenpaaren Länge gewinnen, was etwa einem Drittel des menschlichen Genoms entspricht. Über 1,2 Millionen bislang unbekannte Gene wurden identifiziert. Noch wesentlich umfangreicher fielen die Erträge der Global Ocean Sampling Expedition aus, für die die Probennahme in der Sargassosee als Pilotprojekt diente. 2004 stach die *Sorcerer II*, Craig Venters private 30-Meter-Jacht, in Halifax, Kanada, in See und umrundete im Verlauf von zwei Jahren die Erde. 2007/2008 folgte eine weitere Expedition, die die *Sorcerer II* entlang der amerikanischen Westküste nach Norden führte, 2009/2010 waren dann die Ostsee, das Mittelmeer und das Schwarze Meer an der Reihe. Wo das Schiff haltmachte, wurden einige Hundert Liter Oberflächenwasser entnommen, durch Filter unterschiedlicher Porengröße gesaugt und die Filter mitsamt ihrer Mikrobenladung für die spätere Analyse eingefroren. Zusammen haben alle diese Forschungsfahrten die umfangreichste Sammlung mikrobieller Metagenome geliefert, die je erhoben wurde.

Damit kein Missverständnis entsteht: Kein Mensch hat irgendeine dieser neu entdeckten Mikroben gesehen, und möglicherweise wird dies auch in Zukunft niemandem gelingen. Es wurde gar nicht der Versuch unternommen, sie zu kultivieren. Das Einzige, was wir von ihnen kennen, sind die Sequenzen einiger Fragmente ihrer Erbsubstanz. In vielen Fällen reicht das aber, um sie einer bestimmten Verwandtschaftsgruppe zuzuordnen, und wenn die Forscher Glück haben und Gene bekannter Funktion finden, können sie daraus noch viel mehr ableiten, Aussagen über die bevorzugten Lebensumstände der Mikroben zum Beispiel, über spezielle Stoffwechselwege, die wiederum Informationen über deren Ernährungsweise und ökologische Bedeutung liefern.

Mithilfe der DNA-Sequenzen, die während der *Global Ocean Sampling Expedition* gewonnen wurden, konnten die Forscher die Existenz von Millionen unterschiedlicher mikrobieller Proteinmoleküle belegen, viele davon bislang unbekannt – eine wahre Schatzkammer. Um nur ein Beispiel zu nennen: Allein in der Sargassosee fanden die Forscher nicht weniger als 782 verschiedene bakterielle Varianten eines extrem lichtempfindlichen Proteins namens Rhodopsin. Dieser auch »Sehpurpur« genannte Stoff findet sich als Fotopigment in der Retina von Wirbeltieren, doch schon im Jahr 2000 konnten amerikanische Forscher in einer metagenomischen Analyse nachweisen, dass ähnliche Proteine auch unter marinen Bakterien weit verbreitet sind. Die Mikroben können mithilfe dieses Stoffes zwar nicht sehen, aber aus Licht Energie gewinnen, was mindestens genauso bemerkenswert ist. Die besonderen Eigenschaften dieses Moleküls prädestinieren es für eine ganze Reihe technischer Anwendungen.

Metagenomische Untersuchungen haben auch zur Entdeckung neuer Antibiotika und biotechnologisch interessanter Enzyme geführt. Gerade auf diesem Gebiet birgt die nun aufgespürte Mikrobenvielfalt viel Potenzial. Doch die Auswertung und Analyse solcher metagenomischer DNA-Schnipselgemische stellt Bioinformatiker vor enorme Probleme, die trotz großer Fortschritte längst nicht gelöst sind. Noch vor wenigen Jahren war die Sequenzierung eines einzelnen Genoms eine Herkulesaufgabe, die enorme Rechnerkapazitäten verschlang; immerhin konnte man sich wenigstens sicher sein, dass alles irgendwie zu einem Ganzen zusammengehörte. Bei metagenomischen Untersuchungen stammen die Schnipsel jedoch von vielen unterschiedlichen Organismen, deren Gensequenzen natürlich nicht durcheinandergeraten sollen. Diese Fragmente wieder korrekt zu vollständigen Genomen oder auch nur größeren Teilen davon zusammenzusetzen kommt der Aufgabe gleich, eine in unzählige Papierschnipsel zerlegte Bibliothek aus mehreren Tausend Bänden anhand sich überschneidender Buchstabenfolgen wieder zu lesbaren Büchern zu montieren, ohne dass sich dabei Passagen des *Zauberbergs* in den *Buddenbrooks* wiederfinden und umgekehrt. Die Aufgabe der Biologen ist sogar noch weit schwieriger, denn in den Sammlungen der Bibliotheken ist jedes Buch in der Regel nur mit einem Exemplar vertreten. Organismen treten aber grundsätzlich in sehr unterschiedlichen Häufigkeiten auf. Manche sind in einem Lebensraum und damit auch in einer repräsentativen Stichprobe extrem häufig, die überwiegende Mehrzahl aber, möglicherweise sogar die interessantesten, in jedem Fall aber die, die am meisten zur natürlichen Vielfalt beitragen, sind selten oder sehr selten. Manche Sequenzen werden in einem metagenomischen DNA-Fragmentgemisch also tausend- oder gar millionenfach vertreten sein, andere dagegen nur in wenigen Exemplaren. Auch die sollen aber erfasst werden und nicht im Einheitsbrei der dominanten Sequenzen untergehen.

Dazu kommt ein weiteres Problem: Eine rekonstruierte Fassung der Bibel kann man lesen und verstehen; was aber haben die DNA-Sequenzen unbekannter Meeresmikroben zu bedeuten, die von den Computerprogrammen rekonstruiert wurden? Welche biologische Funktion haben sie, und wozu dienen die darin codierten Proteine?

Aus diesen Fragen wird deutlich, dass der klassische Ansatz der Mikrobiologie, möglichst viele Bakterien und Mikroben zu kultivieren, im Detail zu studieren und ihr Genom vollständig zu entschlüsseln, weiterhin unverzichtbar ist. Denn nur durch Vergleich mit solchen Referenzgenomen kann die Ein- und Zuordnung unbekannter Sequenzen überhaupt gelingen. Nur weil die Sequenz eines Bakterienrhodopsin-Gens bekannt war, konnten die Forscher (oder ihre Computer) die neuen Varianten im Dateneinerlei ihrer Metagenome erkennen.

Die Sequenzierung chaotischer DNA-Gemische fällt mit den neuen Methoden relativ leicht, und schon heute sind die einschlägigen metagenomischen Datenbanken mit ungeheuren Mengen von mikrobiellen Erbsequenz-Fragmenten aus den unterschiedlichsten Lebensräumen gefüllt. Das Problem besteht darin, sie in den richtigen Kontext zu stellen und ihnen Bedeutung und Funktion zuzuweisen. Je mehr Gene und Genome die Wissenschaftler kennenlernen – und Tausende von Forschern in der ganzen Welt arbeiten daran –, desto leichter wird ihnen diese Aufgabe fallen.

Deshalb ist es so wichtig, dass nicht nur die von Craig Venters Team gesammelten, sondern alle in Labors oder im Freiland gewonnenen DNA-Sequenzen in Datenbanken gespeichert werden, die zu Vergleichszwecken jederzeit zugänglich sind. Weltweit versuchen Forscher ein gigantisches Puzzle zusammenzusetzen, eine Aufgabe, die nur mit vereinten Kräften zu bewältigen sein wird. Denn eines ist schon jetzt überdeutlich geworden: Die Vielfalt der kleinen und kleinsten Lebensformen in den Ozeanen der Erde ist überwältigend.

Körpermikroben

Das Gleiche kann man ohne Zweifel auch von den ganz anders gearteten und viel kleineren Biotopen sagen, die uns hier im Besonderen interessieren: von den Körpern vielzelliger Lebewesen, ob Pflanze, Tier oder Mensch. Zusammengenommen sind sie einer der größten Lebensräume auf diesem Planeten und wegen ihres üppigen Nährstoffangebots und der bei Warmblütern konstant hohen Körpertemperatur für Mikroben überaus interessant. Dass auch der Mensch von Mikroben bewohnt wird, wissen wir seit den Kindertagen der Mikrobiologie. Der im niederländischen Delft lebende Tuchhändler Antoni van Leeuwenhoek (1632–1723) hatte genug Muße, sich neben seinen Handelsgeschäften und der Tätigkeit als Kammerherr am städtischen Gerichtshof auch dem Bau von neuartigen Mikroskopen zu widmen. Sie hatten kaum Ähnlichkeit mit den heute gebräuchlichen Geräten, und ein Mensch des 21. Jahrhunderts, dem ein solches wie eine Verbindung aus Lupe und Türschloss aussehendes Gebilde in die Hand fiele, wüsste vermutlich kaum etwas damit anzufangen. Van Leeuwenhoek hatte einen Weg gefunden, winzige perfekte Linsen herzustellen, mit denen er eine bis zu 270-fache Vergrößerung erreichte. Wie er diese Linsen anfertigte, hat der Tuchhändler auf Abwegen nie verraten, seine Entdeckungen und Beobachtungen schrieben jedoch Wissenschaftsgeschichte. Die Qualität seiner Mikroskope sprach sich bis zur damals noch jungen Royal Society nach London herum, die bald Übersetzungen seiner in Niederländisch geschriebenen Briefe in ihrer berühmten Zeitschrift *Philosophical Transactions* veröffentlichte. Was für ein unvergleichlicher Moment, die Entdeckung eines von unbekannten lebenden Wesen wimmelnden Mikrokosmos! Eine neue Welt tat sich auf. Van Leeuwenhoek nannte diese Wesen *»animalcules«* (Tierchen). Er war der erste Mensch, der tierische Einzeller beobachtete, und von ihm stammt auch eine der ersten Beschreibungen lebender Bakterien, die er in einem Abstrich seines Zahnbelages aufspürte. In einem auf den 17. September 1683 datierten Brief an die Royal Society heißt es: »Ich sah dann immer, mit großem Erstaunen, dass in dem besagten Material viele sehr kleine lebende animalcules waren, die sich sehr hübsch bewegten. Die größte Sorte zeigte eine starke und flinke Bewegung und schoss durch das Wasser (oder den Speichel) wie ein Hecht durchs Wasser.« Auch als er den Zahnbelag zweier Frauen untersuchte, vermutlich seiner Gattin und seiner Tochter, wurde van Leeuwenhoek fündig. Im Zahnbelag eines alten Mannes, der im Leben noch nie seine Zähne gereinigt hatte, stieß er »auf eine unglaublich große Gesellschaft lebender animalcules, die wendiger schwammen, als ich es bis zu diesem Zeitpunkt je gesehen habe. [...] Andere animalcules traten in so großer Zahl auf, dass das ganze Wasser [...] lebendig erschien.«

Möglicherweise war die zur damaligen Zeit übliche – oder besser: unübliche – Zahnreinigung an dem Gewimmel schuld, das van Leeuwenhoek so beeindruckte. Doch auch im Mund heutiger Menschen herrscht ein reges Mikrobenleben. Wie lebendig es in unseren bestens gepflegten Mundhöhlen zugeht, kann man zum Beispiel der *Human Oral Microbiome Database* entnehmen. Etwa 280 mundbewohnende Bakterienarten wurden bisher kultiviert, nach allen Regeln der mikrobiologischen Kunst untersucht und mit einem wissenschaftlichen Namen versehen. Sie heißen *Streptococcus*, *Leptotrichia*, *Mycoplasma*, *Gemella* oder schlicht *Bacillus*, um nur einige Beispiele zu nennen. Die Hälfte der etwa 700 Arten, die in der Datenbank geführt werden, ist aber noch namenlos, und ein Drittel erwies sich gegenüber allen Kultivierungsversuchen als widerborstig und kann bislang nur anhand der vollständigen Sequenz eines bestimmten bakterienspezifischen Gens charakterisiert werden. Doch das sind nur die häufigen Arten.

Als im Jahr 2008 niederländische Wissenschaftler den Lebensraum Mundhöhle erstmals mit modernen Sequenzierungsverfahren untersuchten, stießen sie auf eine Bakteriengesellschaft, die um Größenordnungen artenreicher ist als bisher gedacht. Ihre »radikal neue Einsicht in die Vielfalt der menschlichen oralen Mikroflora« verdanken die Forscher dem Speichel und Zahnbelag von etwa einhundert gesunden Menschen, die zum Zeitpunkt der Probennahme noch nicht gefrühstückt und seit mindestens drei Monaten keine Antibiotika eingenommen hatten. Nicht einige Hundert, sondern einige Tausend verschiedene Bakterien lebten in ihren Mündern. Mit 7000 bis 10 000 Arten war das Mikrobengewimmel im Zahnbelag, der sogenannten »Plaque«, wesentlich größer als in den Speichelproben, die durch eine Mundspülung gewonnen wurden. Da die Zahl der unterschiedlichen Bakterien mit der Anzahl der untersuchten Sequenzen steil anstieg und kein Plateau erreichte, gehen die Experten davon aus, dass die in der menschlichen Mundhöhle lebenden Mikroben, das orale Mikrobiom, auch mit dieser Studie noch nicht vollständig erfasst wurden. Dazu müsste man noch mehr Menschen möglichst unterschiedlicher

Herkunft untersuchen. Am Ende, so die Hochrechnung der Forscher, dürfte man bei etwa 25000 Arten ankommen.

25000 verschiedene Bakterienarten in einem Raum, der gerade groß genug ist, um darin kleine Kartoffeln zu zermalmen oder ein Bonbon zu lutschen. Dazu kämen noch Protisten, also tierische und pflanzliche Einzeller, sowie Pilze, die gar nicht erfasst wurden. Im Mund eines einzelnen Menschen findet sich natürlich nur ein Teil davon, so wie in einem bestimmten See nur ein Bruchteil aller seebewohnenden Fisch- oder Krebsarten der Erde leben.

Vergleicht man die Mundflora des Menschen mit der von Hunden, so stimmen beide nur zu gut 16 Prozent überein, ein überraschend niedriger Wert, hatte man doch bislang bei Tieren gefundene Bakterien, die den vom Menschen bekannten Formen ähnelten, mit dem gleichen Namen belegt. Die Erbgutanalyse zeigte nun, dass es sich in vielen Fällen und aller Ähnlichkeit zum Trotz um eigenständige Spezies handelt. Nur jede fünfte Bakterienart des Hundemauls findet sich auch beim *Homo sapiens* wieder. Jede Säugetierart scheint demnach eine eigene charakteristische Zusammensetzung der Bakterienflora aufzuweisen. Und da auch Vögel, Frösche, Echsen, Schlangen, Krebse oder Insekten Nahrung aufnehmen müssen und zu diesem Zweck Mäuler, Schnauzen, Schnäbel oder Kieferzangen mit dem entsprechenden anatomischen Drumherum besitzen, ist die Zahl verschiedenartiger Bakterien, die sich daraus allein für die Mundhöhle von Tieren ergibt, schwindelerregend hoch. Weder van Leeuwenhoek noch Generationen von Mikrobiologen, die ihm folgten, hätten sich eine solche Fülle an Lebensformen auch nur vorstellen können. Zum Vergleich: Auf der Erde leben nur etwa 5500 Säugetierarten.

Zweifellos ist der Mundraum ein mikrobieller Hotspot im Ökosystem Mensch, und er ist für die Forscher von besonderem Interesse, weil durch ihn der wichtigste Zugang ins Körperinnere führt. Doch mit der Mundflora ist nur ein kleiner Teil des gesamten Mikrobioms eines Säugetierkörpers erfasst. In uns gibt es Regionen und Schlupfwinkel, die eine noch größere Vielfalt beherbergen. Zahlreiche wissenschaftliche Untersuchungen der letzten Jahre zeigen, dass jede mit der Außenwelt in Kontakt stehende Oberfläche unseres Körpers von Bakterien und anderen Mikroben besiedelt ist. Sogar in Regionen, die lange Zeit als steril galten, in den Lungen oder im ungeborenen Fötus, leben Bakterien.

Keine einzige Art ist überall auf und im menschlichen Körper zu finden, obwohl es, wie in der großen Natur, durchaus anspruchslose Generalisten gibt, die sich in mehreren Körperregionen niederlassen können. Typischer ist jedoch eine extrem kleinräumige Differenzierung, gerade im Mund. Nicht nur »jeder Zahn«, sondern »jede Seite jedes Zahns hat eine eigene Kombination von Spezies«, staunte die *New York Times*, und Gaumen und Zunge sind Mikrobenwelten für sich. So wie auf einer Lichtung andere Pflanzenarten wachsen als im Wald, gedeihen in der dunklen, feuchten Achselhöhle andere Hautbewohner als nur Millimeter entfernt auf dem Oberarm. Könnten wir die verschiedenen Bakteriengruppen, die auf den 1,8 Quadratmetern unserer Hautoberfläche siedeln, farbig markieren, würden wir als bunt gescheckte Paradiesvögel durch die Welt laufen, mit unterschiedlichen Farbmustern auf nahezu jeder Körperregion.

Der Mensch entpuppt sich als hochdiverses Ökosystem, in dem sich je nach den lokal herrschenden Bedingungen spezielle Interessenten einfinden. Ändern sich die Verhältnisse, etwa durch eine Beschneidung des Penis, hat das auf der Ebene der Mikroben dramatische Konsequenzen. Anaerobe Bakterien, die sich unter der Vorhaut wohlfühlen, sind nach deren Entfernung kaum noch zu finden und werden durch aerobe Arten ersetzt, also durch Bakterien, die Sauerstoff benötigen. Am größten ist das Gewimmel dort, wo die meiste Nahrung zu finden ist: im Darm. Und auch hier, in diesem meterlangen Schlauch, wechselt die Mikrobengemeinschaft quasi im Zentimetertakt, wie in einem Fluss, dessen Quellen, Stromschnellen, Ufer, Sedimente und Mündungsgebiet von jeweils anderen typischen Lebensgemeinschaften bewohnt wird.

An sich ist das keine neue Erkenntnis. Dass der Mensch eine Darmflora besitzt, wussten wahrscheinlich schon unsere Großeltern, und Mikrobiologen sind unseren Körpermikroben seit Jahrzehnten auf der Spur. Hätten sie einige davon nicht genauestens unter die Lupe genommen, säßen die Forscher jetzt vor ihren Metagenomen wie die Archäologen seinerzeit vor den Hieroglyphen altägyptischer Artefakte. Da man aber nur einen Teil kultivieren konnte, blieb lange Zeit unklar, wie groß die Zahl und Vielfalt unserer mikrobiellen Untermieter wirklich ist. Um dies zu ändern, riefen die US-amerikanischen National Institutes of Health im Jahr 2007 ein mehrjähriges Forschungsprojekt ins Leben, das mit über hundert Millionen Dollar finanziert wurde und 2012 in einer Reihe von Veröffentlichungen erste Ergebnisse präsentierte: das *Human Microbiome Project*. Die Ähnlichkeit in der Namensgebung zum *Human Genome Project* ist nicht zufällig. Die Initiatoren sahen darin dessen logische Fortsetzung. »Um die Bandbreite der genetischen und physiologischen Diversität des Menschen zu verstehen«, betonten sie, »müssen die Mikrobiome und die Faktoren charakterisiert werden, die die Verteilung und Evolution der Mikroorganismen beeinflussen, aus denen sie bestehen.«

In zwei klinischen Zentren, dem Baylor College of Medicine im texanischen Houston und der Washington University School of Medicine in St. Louis, wurden 300 auf Herz und Nieren geprüfte gesunde Erwachsene ausgewählt, die anschließend 15 Proben ihrer Körperbesiedlung ablieferten: neun aus dem Mundraum (zum Beispiel Speichel, Zahnbelag oberhalb und unterhalb des Zahnfleischrandes, Wange, Zunge etc.), eine aus der Nase, vier verschiedene Hautpartien (hinter beiden Ohren und in beiden Ellenbeugen) und eine Stuhlprobe, die den unteren Verdauungstrakt repräsentierte. Bei Frauen wurden zusätzlich drei verschiedene Stellen der Vagina untersucht. Um auch einen Eindruck von den zeitlichen Veränderungen der Mikroflora zu erhalten, wurde die Probennahme bei einem Teil der Versuchspersonen zwei Mal im Abstand von einigen Monaten wiederholt.

Doch dies war nur ein Standbein des Projektes. Um die Unmengen an metagenomischen Daten auch zuordnen und interpretieren zu können, sollte gleichzeitig der Fundus an bekannten Referenzsequenzen verbreitert werden. Deshalb planten die Forscher zusätzlich, das Erbgut von bis zu 3000 Mikrobenarten vollständig zu sequenzieren.

Das *Human Microbiome Project* ist das bislang größte Vorhaben dieser Art, aber keineswegs das einzige. Dutzende von Arbeitsgruppen in der ganzen Welt arbeiten an ähnlichen Fragestellungen. Unter Beteiligung Chinas startete auch die Europäische Gemeinschaft ein solches Vorhaben, das sich aber auf die Untersuchung der menschlichen Darmflora konzentriert:

Metagenomics of the Human Intestinal Tract, kurz MetaHIT. Gegenstand der Forschung waren Stuhlproben von 124 Europäern, darunter auch übergewichtige und fettleibige Probanden sowie Menschen, die unter chronischen Darmentzündungen litten, um gegebenenfalls Unterschiede in der Darmflora gesunder und kranker Menschen erkennen zu können. Auch dieses Großvorhaben, an dem dreizehn wissenschaftliche Einrichtungen in acht Ländern beteiligt sind, hat mittlerweile erste Ergebnisse präsentiert.

Es ist kein Vergnügen, sich durch diese langen, mit Fachausdrücken, Abkürzungen und kryptischen lateinischen Namen gespickten Aufsätze zu kämpfen. Für Laien ist es nahezu unmöglich. Kein Wunder, dass daraus nur einige wenige Zahlen den Weg in die Öffentlichkeit gefunden haben, vor allem eine mit sehr vielen Nullen, die in kaum einem Pressebeitrag zum Thema fehlen durfte – eine Zahl, wie man sie bislang nur von Astronomen kannte, die sich mit den unvorstellbaren Dimensionen des Universums abmühen. Wenn es um die kleinen Mikroben geht, ist das Hantieren mit großen Zahlen unvermeidlich.

Auf unserer Haut sind es »nur« ein paar Milliarden, eine Zahl, die ungefähr der menschlichen Weltbevölkerung entspricht. Auf einem Quadratzentimeter können sich bis zu zehn Millionen der Winzlinge tummeln, doch ein einziges Gramm Darminhalt enthält bis zu einer Billion Bakterien. Noch hundertmal mehr, nämlich hundert Billionen (1014) Mikroben sollen sich nach Erkenntnissen der Forscher an und in einem einzigen menschlichen Körper befinden. Möglich ist diese unsichtbare Existenz, weil Bakterienzellen um das 100- bis 10 000-fache kleiner sind als die Bausteine unseres Körpers.

Hundert Billionen – das sind zweifellos exorbitant viele Zellen. Unsere Heimatgalaxie enthält mindestens 100 Milliarden oder 10^{11} Sonnen. Auch das sind sehr viele, aber die Zahl der Mikroben, die jeder von uns mit sich herumträgt, übertrifft die der Sonnen in der Milchstraße noch um das Tausendfache.

Bemerkenswert ist diese Zahl vor allem deshalb, weil sie zehnmal größer sein soll als die Zahl der menschlichen Körperzellen, so steht es zumindest in nahezu jeder Veröffentlichung zum Thema. Eine solche Aussage setzt natürlich voraus, dass man die Zahl unserer Zellen kennt. Doch woher weiß man, aus wie vielen Zellen ein Mensch besteht? Nachgezählt hat mit Sicherheit niemand, denn das würde, wie der bekannte amerikanische Wissenschaftsjournalist Carl Zimmer erst kürzlich in einem lesenswerten Beitrag seines Blogs *»The Loom«* vorrechnete, selbst bei optimistischen Annahmen einige Zehntausend Jahre dauern, von unüberwindlichen methodischen Problemen ganz zu schweigen.

Es muss sich also um eine Schätzung handeln, und Schätzungen sind nur so gut wie die Annahmen, auf denen sie beruhen. Macht man sich die Mühe, nach bisher veröffentlichten Angaben zur Zellzahl eines Menschen zu suchen, findet man Werte, die erheblich voneinander abweichen. Sogar in seriösen Quellen schwanken die Angaben immerhin um den Faktor zehntausend, von einer Billion (10^{12}) bis zehn Billiarden (10^{16}), wobei die Autoren meistens nicht näher begründen, wie sie auf diese Zahlen gekommen sind. Eine Gruppe südeuropäischer Wissenschaftler wollte es nun genauer wissen, und ihr Vorhaben war mehr als nur Spielerei, denn für moderne Computermodelle von Körperprozessen oder Organen sind möglichst realistische Größenangaben erforderlich. Die Forscher gingen deshalb sehr gründlich vor und legten ihrer Abschätzung nicht einfach nur Durchschnittswerte zugrunde. Sie nahmen sich stattdessen jedes einzelne Organ und Gewebe vor, berücksichtigten die Größe und Dichte der dort vorkommenden Zellen und kamen in der Addition schließlich auf gut 37 Billionen oder $3{,}72 \times 10^{13}$ Zellen.

Na bitte. Wenn ein Mensch von 100 Billionen Mikroben bewohnt wird, wären das demnach nicht zehn-, sondern nur knapp dreimal so viele wie Körperzellen, und sage niemand, dieser Unterschied sei bedeutungslos. Die Aussage, nur jede zehnte Zelle in unserem Körper sei menschlich, rüttelt doch erheblich an unserem Selbstverständnis. Wer will schon eine Minderheit im eigenen Körper sein? Es liest und lebt sich doch wesentlich angenehmer, wenn wir wenigstens von ungefähr gleichgroßen Zellpopulationen oder, besser noch, von einer geringen zahlenmäßigen Überlegenheit ausgehen könnten. Natürlich stellen auch die Angaben zum Umfang unserer Mikrobenlast nur eine Schätzung dar, die auf der Dichte beruht, in der die Winzlinge die verschiedenen Körperregionen besiedeln. Wenn wir Glück haben und die Mikrobenzahl etwas kleiner ausfällt als geschätzt, würden wir sogar weiterhin Herr im eigenen Körper bleiben. Lassen wir uns also von den Zahlenspielereien der Mikrobiologen nicht verrückt machen.

Im Ernst, ob wir nun zehn- oder dreimal so viele Bakterien in und an uns tragen wie Körperzellen oder ob es am Ende sogar ein paar weniger sind, an der Tatsache, dass wir in unseren Körpern alles andere als einsam und allein sind, ändert das nichts. Die Mikroben, die uns bevölkern, sind so klein, dass beim Blick in den Spiegel nichts auf ihre Anwesenheit hindeutet. Wir sehen sie nicht, könnten sie aber wiegen, denn in derart großen

Mengen haben selbst unsichtbare Winzlinge ein beachtliches Gewicht. Gäbe es sie nicht, wären wir um einige Hundert Gramm leichter, manche sagen sogar, dass ein bis anderthalb Kilo unseres Körpergewichts auf das Konto des Mikrobioms gehen.

Was Sie im Spiegel, auf Familienfotos, den Titelbildern der Illustrierten oder auf der Straße sehen, sind also nicht einfach nur Menschen. Jeder von uns ist nicht einer, sondern sehr, sehr viele. Sie sehen Superorganismen, jeweils bestehend aus einem Menschen und, so eine Schätzung des *Human Microbiome Consortium*, mindestens 10 000 verschiedenen Bakterienarten, von Pilzen und Protisten gar nicht zu reden.

•••

Eine der wichtigsten Fragen, die sich die Forscher stellen, zielt auf die Zusammensetzung dieser Körpermikrobengesellschaft. Ist sie zufällig oder bei allen Menschen gleich? Der *Homo sapiens* rühmt sich einer beispiellosen Anpassungsfähigkeit. Menschen leben unter unterschiedlichsten klimatischen Bedingungen, in den verschiedenartigsten Ökosystemen, und sie bevorzugen regional sehr unterschiedliche Kost. Das sollte eigentlich für die Besiedlung durch die sensiblen Winzlinge nicht ohne Folgen sein. Gibt es also geografische Unterschiede unseres Mikrobioms, oder existiert zumindest eine Kerngemeinschaft, die sich in ähnlicher Form bei allen gesunden Menschen findet? Was passiert, wenn sich ein Paar aus Leipzig und, sagen wir, Buenos Aires, Schanghai oder Surigao, Philippinen, zu einem innigen Kuss zusammenfindet? Seit 2014 wissen wir es dank einer Arbeit niederländischer Wissenschaftler ziemlich genau: Während eines zehn Sekunden langen Zungenspiels werden etwa

80 Millionen Bakterien übertragen. Nachhaltige Veränderungen im Mund des Kusspartners hat das aber nur zur Folge, wenn regelmäßig und sehr häufig geküsst wird.

Die genannten Orte sind nur vier von zwölf auf der ganzen Welt, an denen Forscher des Max-Planck-Instituts für Evolutionäre Anthropologie in Leipzig zusammen mit chinesischen Kollegen Speichelproben von insgesamt 120 Personen zusammengetragen haben, die erste Studie, die die globale Vielfalt eines menschlichen Mikrobioms zum Gegenstand hatte. Von den verschiedenen Habitaten im Mundraum ist der Speichel der mit Abstand artenärmste. Anhand einer kurzen Gensequenz, die sich bei allen Bakterien findet, konnten Mark Stoneking und seine Mitarbeiter dennoch 165 verschiedene Gattungen nachweisen, von denen 39 bislang noch nie in der Mundhöhle gefunden worden und 64 der Wissenschaft bis dato gänzlich unbekannt waren. Als die Forscher die Zusammensetzung dieser Bakteriengesellschaften verglichen, fielen zwar einige Gattungen auf, die nur in bestimmten Weltgegenden zu finden waren, insgesamt ergab sich aber ein überraschend homogenes Bild. Fast überall traten die gleichen Bakteriengruppen in ähnlicher Häufigkeit auf, und mehr als 70 Prozent aller untersuchten DNA-Sequenzen ließen sich nur acht Gattungen zuordnen. Wenn man bedenkt, dass die Speichelspender aus den unterschiedlichsten Kulturkreisen stammten und der Speiseplan eines Leipziger Büroangestellten nur wenig Gemeinsamkeiten mit dem eines Fischers aus dem philippinischen Surigao aufweisen dürfte, ist das Fehlen geografischer Unterschiede überaus erstaunlich.

Nur in den Mündern der Kongolesen herrschten andere Verhältnisse. Die Unterschiede des Speichelmikrobioms waren hier zwischen den Versuchspersonen am größten, und die bei den Afrikanern mit Abstand häufigste Bakteriengattung *Enterobacter* fanden die Forscher weder im Speichel deutscher Spender wieder noch in kalifornischen, chinesischen, polnischen oder türkischen Mündern. Noch exotischer ging es im Speichel der Batwa-Pygmäen zu, die das Forscherteam zwei Jahre später untersuchte. Die Batwa leben zumeist in kleinen Gruppen an den Rändern der verbliebenen Waldgebiete Ruandas, Burundis, Ugandas und ebenfalls in Teilen der Demokratischen Republik Kongo, wo sie sich als Jäger und Sammler in hohem Maße von Fleisch ernähren, was möglicherweise erklären könnte, warum sie kaum unter Karies leiden. Die Bakterienvielfalt war bei ihnen wesentlich größer als bei anderen afrikanischen Bevölkerungsgruppen, die Landwirtschaft betreiben, und ein Drittel aller in ihrem Speichel lebenden Bakteriengattungen wurde vorher noch nie in einer menschlichen Mundhöhle gefunden.

Offenbar können mehr Bakterienarten in menschlichem Speichel leben, als die weltweite Untersuchung vermuten ließ, und es ist sehr wahrscheinlich, dass ihre Zahl mit der Analyse weiterer Speichelproben noch zunehmen wird. Die Forscher räumen selbst ein, dass sich bei näherer Betrachtung auch die auf Gattungsniveau festgestellte Gleichförmigkeit der Speichelflora außerhalb Afrikas als Illusion erweisen könnte. Bakteriengattungen können viele unterschiedliche Arten umfassen, und was auf Gattungsniveau relativ gleichförmig erscheint, könnte bei der Betrachtung der Arten »sehr wohl ein geografisches Muster zeigen«. Ein paar Etagen tiefer, im Enddarm, zeigen die Mikrobengemeinschaften von Koreanern und US-Amerikanern deutliche Unterschiede.

Damit wäre man dann auf einer Linie mit vielen anderen Studien, die bei allen Gemeinsamkeiten vor allem eine extreme Variabilität der betrachteten Mikrobiome offenbarten. Vergleicht man zwei Proben ein und derselben Person, sind diese sich ähnlicher als jede der beiden verglichen mit der irgendeiner anderen Person. Das erscheint banal, ist aber eine der wenigen tröstlichen Gewissheiten, auf die die Forscher sich verlassen können. Ansonsten geht es zwischen den Menschen, mikrobiell gesehen, drunter und drüber. Laut Anthony Fodor, einem an der University of North Carolina tätigen Wissenschaftler des *Human Microbiome Project*, kann ein Bakterium, das bei einem Menschen knapp über der Nachweisschwelle liegt, beim nächsten 95 Prozent aller Darmmikroben stellen, ohne dass dies für die beiden irgendwelche erkennbaren Konsequenzen hätte. Dabei ist die Zusammensetzung des Darmmikrobioms noch vergleichsweise konstant. Es variiert zwar stärker als Mund- und Vaginalflora, im Vergleich zum Bakterienbewuchs unserer Haut ist es aber ein Hort an Stabilität.

Die Handflächenbakterien zweier Menschen stimmen nur zu 13 Prozent überein, ja, bei ein und derselben Person liegen die Übereinstimmungen zwischen rechter und linker Hand mit 17 Prozent nur unwesentlich höher. Von über 4700 Spezies, die auf den Handflächen von 51 Studenten der University of Colorado in Boulder gefunden wurden, gab es ganze fünf, die auf allen Händen lebten.

Kein Wunder, dass die tatsächliche Bakterienvielfalt unserer Greiforgane mit dieser Stichprobe noch lange nicht erfasst wurde. Immerhin wissen wir jetzt, dass es ausgerechnet auf den zarten und gepflegten Händen der Frauen wesentlich diverser zugeht als auf groben Männerpranken, was möglicherweise mit dem beim starken Geschlecht generell niedrigeren Haut-pH-Wert zusammenhängt. In saurem Milieu, das weiß man aus anderen Lebensräumen, müssen viele Bakterien kapitulieren.

Falls Sie nun den unwiderstehlichen Impuls verspüren, sich die Hände zu waschen, können Sie das natürlich gerne tun, Sie sollten sich nur keine Illusionen machen. Wenn die Gemeinschaft Ihrer winzigen Bewohner nicht mit einer simplen Handwäsche fertigwerden würde, wäre sie schon lange dahingeschieden. Natürlich wird der Waschvorgang sie ordentlich durcheinanderbringen, Arten der *Propionibacteria* und der *Burkholderiales* werden für eine Weile zu kämpfen haben, andere, die *Staphylococcaceae* und die *Streptococcaceae* zum Beispiel, vorübergehend sogar zunehmen. Es wird aber nicht lange dauern, bis sich die alten Verhältnisse wieder einstellen, ganz gleich, wie lange Sie geschrubbt haben. Seifen und Cremes und all die anderen Dinge, mit denen wir unsere Hände im Laufe eines Tages traktieren, können die darauf lebenden Bakterien nicht nachhaltig beeindrucken.

Ihre Zusammensetzung ist so individuell spezifisch, dass man sie sogar für forensische Untersuchungen nutzen könnte. Wundern Sie sich also nicht, wenn in Krimis statt Fingerabdrücken und DNA-Proben bald Mikrobenabstriche genommen werden. In Zukunft könnten Fernsehkommissare Sätze sagen wie: »Leugnen ist zwecklos. Wir haben Ihre Mikroben auf dem Messer gefunden.« In Situationen, in denen die bewährten Methoden versagen oder die Täter nicht eindeutig überführt werden können, dürfte das mit den Spuren unseres Handmikrobioms, die wir bei jeder Berührung hinterlassen, schon bald ein molekularbiologisches Kinderspiel sein – eine

Methode, die zweifellos ethische und juristische Fragen aufwerfen wird. Auf Computermäusen oder einzelnen Buchstabentasten hinterlassene Bakterien verrieten den Forschern mit großer Sicherheit, wer die Gegenstände zuletzt berührt hatte, und das sogar noch zwei Wochen nach der Tat und ohne dass die Tastatur, wie bei mikrobiologischen Untersuchungen üblich, bei -20 Grad gelagert wurde. Natürlich ändert sich die individuelle Zusammensetzung von Körperbakteriengesellschaften mit der Zeit; diese Veränderung ist aber, auch nach Monaten, deutlich geringer als es die interpersonellen Unterschiede sind.

Liest man in der Arbeit über mögliche forensische Anwendungen den letzten Satz der Forscher aus Boulder, schnappt man unwillkürlich nach Luft. »Die kollektiven Genome unserer mikrobiellen Bewohner«, schreiben Noah Fierer und seine Kollegen, »könnten eine sicherere persönliche Identifizierung ermöglichen als unser eigenes menschliches Genom.«

Wie kann das Metagenom unserer Körpermikroben persönlicher sein als unser eigenes Erbgut? Der Satz spielt auf Fälle an wie den, der sich vor einigen Jahren in Berlin zugetragen hat. Im Jahr 2009 musste ein einschlägig bekanntes Räuberbrüderpaar wieder auf freien Fuß gesetzt werden, weil die am Tatort, die Schmuckabteilung des Berliner KaDeWe, gefundenen Spuren ihrer DNA nicht eindeutig einem der beiden Geschwister zugeordnet werden konnten. Es handelte sich um eineiige Zwillinge. Eine Untersuchung ihres Mikrobioms hätte den Fall möglicherweise klären können. Eineiige Zwillinge sind zwar genetisch identisch, ihre mikrobiellen »Fingerabdrücke« unterscheiden sich aber erheblich. Zugegeben, ein Vergleich der Hautmikroben eineiiger Zwillinge steht noch aus.

Die bisherigen Untersuchungen wurden an Stuhlproben durchgeführt, die von Tätern in der Regel nicht am Tatort zurückgelassen werden. Fest steht aber, dass unser Mikrobiom eine Signatur enthält, die mindestens so charakteristisch für uns ist wie unser eigenes Genom.

Wenn wir umziehen, bewegen sich nicht nur wir selbst, unsere Familie, unsere Haustiere und unser gesamtes Hab und Gut von einem Ort zum anderen, sondern auch eine Zehntausende von Arten umfassende Mikrobengemeinschaft, die charakteristisch für genau diese Gruppe von Menschen und Tieren ist. Wer in einem gemeinsamen Haushalt lebt, ob verwandt oder nicht, gleicht sich auch mikrobiologisch an, ohne allerdings seine unverwechselbare individuelle Note zu verlieren. Verlässt eine Person einen Haushalt, und sei es nur für wenige Tage, verblasst ihr Beitrag zum häuslichen Mikrobiom wie ein geisterhaftes Nachbild ihrer früheren Anwesenheit, um nach der Rückkehr schnell wieder aufzublühen. Diese und andere Erkenntnisse verdanken wir dem von Jack A. Gilbert und Kollegen an der University of Chicago initiierten *Home Microbiome Project,* bei dem sieben Familien, darunter Gilberts eigene, und deren alte und neue Behausungen über sechs Wochen mikrobiologisch genauestens unter die Lupe genommen wurden. Gilbert war selbst überrascht und beeindruckt, wie schnell das Familien-Mikrobiom ein neues Zuhause in Besitz nimmt. Eine Familie zog im Untersuchungszeitraum aus einem Hotel in ein Haus. Schon 24 Stunden später waren alte und neue Behausung mikrobiologisch nicht mehr zu unterscheiden. »Die Oberflächen, der Staub, das Badezimmer sind ratzfatz mit unseren Bakterien bevölkert«, sagt Jack Gilbert. »So nehmen wir jeden Raum ein, in dem wir uns länger als nur ein paar Stunden aufhalten.«

Was immer für die genaue Zusammensetzung der Körpermikroben verantwortlich ist, die spezifische genetische Ausstattung eines Menschen scheint darauf nur geringen Einfluss zu haben. Die Unterschiede zwischen eineiigen Zwillingspaaren sind nämlich nicht größer oder kleiner als bei zweieiigen.

In Stuhlproben eines stark übergewichtigen eineiigen Zwillingspaars stießen amerikanische Wissenschaftler bei einem der Brüder auf 42 Mikroben-Gene, die für den Abbau bestimmter Kohlenhydrate erforderlich sind. Dem erbgleichen Bruder fehlten diese Gene und damit sowohl die Mikroben, denen diese Gene gehören, als auch der Stoffwechselweg, zu dem diese Mikroben fähig sind. »Die Vielfalt, die sogar zwischen genetisch identischen Individuen zu beobachten ist, weitet uns den Blick auf unsere interpersonelle genetische Variation«, resümieren die Forscher. Sie wird nicht zuletzt von den in und an uns lebenden Mikroben verursacht.

Auch wenn es hier nur um den Abbau von Makromolekülen geht, drängen sich doch unwillkürlich einige Fragen auf: Woher beziehen wir eigentlich unsere Fähigkeiten? Wirklich nur aus uns selbst? Wie setzt sich dieses Selbst zusammen? Oder, um den Bestseller des Philosophen Richard David Precht zu zitieren: *Wer bin ich – und wenn ja, wie viele?*

»Ziemlich viele« ist schon im Jahr 2000 die Antwort von Jörg Blech gewesen, bis heute Wissenschaftsredakteur des *Spiegel*. Das *Human Microbiome Project* war noch nicht einmal auf den Weg gebracht. Blech gebührt das Verdienst, das Thema mit seinem Buch *Leben auf dem Menschen* als Erster für eine größere Öffentlichkeit aufbereitet zu haben. Ich gehörte damals zu seinen begeisterten Lesern, und sein zentraler Satz gilt natürlich heute umso mehr und nicht nur für uns: »Wir sind besiedelt.« Er konnte damals noch gar nicht wissen, wie recht er hatte.

Große Zahlen

Der Faszination großer Zahlen scheinen mitunter selbst Wissenschaftler zu erliegen. Oder sie bedienen sich ihrer, um in der Öffentlichkeit Eindruck zu schinden – ein wenig nüchterne Skepsis ist manchmal durchaus angebracht.

Die Forscher des europäischen *Meta*HIT-Projektes konnten in ihren aus Stuhlproben stammenden metagenomischen DNA-Gemischen nicht weniger als 3,3 Millionen verschiedene Gene aufspüren, war zu lesen. Sie sind nahezu ausschließlich bakteriellen Ursprungs und stammen von etwa 1150 Arten. Zusammen verfügen also allein die häufigen Bakterien des Enddarms über mehr als das 150-Fache unserer kümmerlichen 20 000 Gene – eine Zahl, die von den Medien gerne aufgegriffen wurde. Das Geninventar aller Körpermikroben umfasst nach Angaben des *Human Microbiome Consortium* sogar neun Millionen Erbanlagen. Von vielen Fach- und Pressepublikationen wurden diese Angaben kommentarlos übernommen. Doch was sagen uns diese Zahlen? Dass die Forscher und ihre Sequenzierroboter fleißig waren und die Computer über reichlich Speicherplatz verfügen? Dass das mit dem Superorganismus ganz wörtlich zu nehmen ist, da wir dank unserer Winzlinge um Millionen Gene reicher werden? Wird das Spektrum unserer Möglichkeiten durch Bakterien-Gene tatsächlich um ein Vielfaches erweitert?

Die nackten Zahlen suggerieren, es handele sich dabei um Millionen von unterschiedlichen Genen. Doch das ist mitnichten so. Man erhält diese Werte, wenn man die Zahl der Gene aller Mikroben, die in und an unserem Körper vermutet werden, addiert. Jede Bakterienart besitzt aber einen umfangreichen Satz *Housekeeping*-Gene, die die elementaren Lebensprozesse steuern, etwa die Verdopplung des genetischen Materials, das Ablesen und Übersetzen der darin enthaltenen Information, die Zellteilung, bestimmte elementare Stoffwechselprozesse. Die dafür zuständigen DNA-Abschnitte unterscheiden sich von Art zu Art nur wenig und sind in ähnlicher Form auch in jeder unserer Körperzellen enthalten. Die Millionen Gene unseres Mikrobioms bestehen daher zu einem erheblichen Teil aus tausendfachen Varianten der immer gleichen Gene. Darunter sind genauso viele Gene für DNA-Polymerasen, wie es in uns Bakterienarten gibt, und das Gleiche gilt für Dutzende, wenn nicht Hunderte von weiteren Genen. Welchen Nutzen die Wirte aus diesem Variantenreichtum ziehen sollen, ist nicht zu erkennen. Andere Erbanlagen ermöglichen den Winzlingen die Existenz in ihrem jeweiligen Körperhabitat. Bedauerlicherweise verleihen uns die bakteriellen Gene also keine Flügel, und obwohl viele der Darmbakterien in sauerstofffreier Umgebung existieren können oder sogar müssen, gilt das für uns, ihre Wirte, nicht. Es sind und bleiben ihre Gene, nicht unsere.

Darüber hinaus verfügen Körpermikroben aber auch über spezifische Fähigkeiten, von denen wir und andere Wirte profitieren, und um die geht es. Sie helfen uns zum Beispiel, unverdauliche Nahrungsbestandteile zu verwerten, und unterstützen den Aufbau des Immunsystems. Dieses Buch handelt in großen Teilen von den Vorteilen, die Wirte genießen, die sich mit Bakterien und anderen Einzellern zusammentun, nur lässt sich deren Bedeutung sicher nicht an der Summe ihrer Gene festmachen, und sei diese Zahl noch so imposant. Hier geht es um Qualität, nicht um Quantität.

Die Frage, was alle diese Winzlinge tun, wie sie mit uns, ihren Wirten, ihrer Umwelt und untereinander interagieren, ist ohnehin viel interessanter als die genauen Individuen- und Artenzahlen, die uns die Studien der Wissenschaftler liefern. Ihre Arbeit befindet sich noch in einem Stadium, das vielleicht mit dem der großen Naturforscher früherer Jahrhunderte vergleichbar ist. Wo immer die hinreisten, stießen sie auf unbekannte Tier- und Pflanzenarten, mit dem Unterschied, dass die Körpermikrobenjäger von heute sich fast immer mit DNA-Sequenzen zufriedengeben müssen. Die dazugehörigen Organismen bekommen sie gar nicht zu Gesicht. Die Zahlen, die Mikrobiologen aus metagenomischen Analysen ermitteln, erscheinen dem Laien nicht selten widersprüchlich. Oft wurden sie mit unterschiedlichen Methoden gewonnen und sind nur eingeschränkt miteinander vergleichbar. Je mehr Menschen untersucht werden, je empfindlicher die Nachweisverfahren, desto mehr Mikroben werden entdeckt. Einige Spielverderber geben sogar zu bedenken, dass nicht wenige der zahllosen neuen, eben noch bestaunten Winzlinge sich als Artefakte der hochkomplexen Methoden und Computeranwendungen herausstellen könnten. Nicht, dass die Mikrobiologen eine Wahl hätten – aber das kommt davon, wenn man gezwungen ist, sich auf Roboter zu verlassen, und nicht auf die eigenen Sinne vertrauen kann.

Vor allem bei Bakterien ist das mit den Arten so eine Sache. Man kann sie, zumal die vielen neuen, die bei modernen metagenomischen Untersuchungen anhand ihrer DNA entdeckt und beschrieben werden, nur genetisch definieren. Die Forscher sagen, bei so und so viel Übereinstimmung der DNA-Sequenzen zweier Bakterien, meist 95, 97 oder 99 Prozent, sprechen wir von einer Spezies. Deshalb differieren die ermittelten Artenzahlen je nach den verwendeten Schwellenwerten. Oder umgekehrt: Bei Unterschieden von drei oder fünf Prozent rechnen wir die jeweiligen Bakterien unterschiedlichen Arten zu. Mit dem Artbegriff, wie wir ihn von Pflanzen und Tieren kennen, hat das wenig zu tun. Die Fachleute sprechen denn auch lieber von »OTUs«, von »*Operational Taxonomic Units*«.

Noch etwas anderes unterscheidet Bakterien von komplexeren Lebensformen. Bei Letzteren können wir uns sicher sein, dass es nur einen Weg gibt, auf dem genetische Information übermittelt wird: von den Eltern. Sie fließt über die Keimzellen von den Eltern zu den Kindern, dann weiter zu Enkeln, wird ausschließlich von Generation zu Generation weitergegeben. Nur weil die einzelnen Entwicklungslinien strikt getrennt sind, kann man aus Merkmalskombinationen oder DNA-Sequenzen überhaupt widerspruchsfreie Stammbäume konstruieren. Bei Bakterien ist das oftmals unmöglich. Oder man erhält statt Bäumen komplizierte Netzgebilde, bei denen es zwischen vielen Ästen Querverbindungen gibt.

Bakterien erhalten genetisches Material nicht nur vertikal, von ihrer Mutterzelle, sondern auf verschiedene Weise auch horizontal, aus der Umwelt, von anderen Bakterien oder von Viren, die DNA-Abschnitte von einem Bakterium auf das nächste übertragen. So kann genetische Information zwischen Arten ausgetauscht werden, die nur entfernt miteinander verwandt sind. Ein bekanntes Beispiel für genetische Information, die per horizontalem Gentransfer verbreitet wurde und wird, ist die bakterielle Antibiotika-Resistenz.

•••

Sollen sich die Fachleute mit diesen Problemen herumschlagen. Uns reicht es zu wissen, dass es sehr, sehr viele Mikroben sind, wohin die Forscher auch blicken, viel mehr als noch vor wenigen Jahren vermutet. Wenden wir uns stattdessen lieber der Frage zu, was eine derart massive Präsenz fremder Organismen bedeutet.

Trotz des geballten Sachverstandes Hunderter Wissenschaftler, trotz ungeheurer Datenmengen, die in den Computerspeichern angehäuft werden, konnte einem bemerkenswert hohen Anteil der vom *Human Microbiome Project* aufgespürten Gene keine Funktion zugewiesen werden. Manche sehen in dem Darmgewimmel ein Organ unseres Körpers, zusammengesetzt aus Billionen von Fremdorganismen. Was leistet dieses Organ im Organ, und wie ist es zu erklären, dass es in jedem Menschen anders aussieht? Was tun die vielen mikrobiellen Gene unbekannter Funktion? Welcher Preis ist für eine derart massive Mikrobenbesiedlung zu bezahlen? Wovon und wie leben Körpermikroben? Auf Kosten der Lebewesen, die sie beherbergen. Auf unsere Kosten.

2

HYÄNEN, MENSCHEN UND DIE MACHT DER DÜFTE

Machen wir in Afrika Station, in der Savanne mit ihren (noch) imposanten Tierherden. Zu den Big Five der Großwildjäger – Elefant, Nashorn, Büffel, Löwe, Leopard – gehören sie nicht, und auf der Beliebtheitsskala der Safaritouristen dürften sie eher einen hinteren Platz einnehmen: Tüpfelhyänen (*Crocuta crocuta*). Sie haben aber nicht nur für Verhaltensforscher Spektakuläres zu bieten. Kein anderes Raubtier zeigt ein derart ausgeprägtes Sozialverhalten und lebt in so großen Verbänden. Innerhalb dieser Clans, die bis zu neunzig Tiere umfassen können, herrscht eine strikte Hierarchie, und im Gegensatz zur bei Säugetieren meist männlich dominierten Rangfolge haben hier die Weibchen das Sagen. Selbst das rangniedrigste Weibchen steht noch über dem ranghöchsten Männchen.

Über Hyänen wurde und wird eine Menge Unsinn verbreitet, nicht nur im afrikanischen Volksglauben. Sie besäßen magische Kräfte, und auf ihrem Rücken würden Hexen reiten, heißt es, sie seien Hermaphroditen, und ihre Körperteile wirkten als Aphrodisiakum. Natürlich stimmt nichts davon, und sogar die weitverbreitete Ansicht, Hyänen seien Aasfresser, hält einer genaueren Überprüfung kaum stand. Tüpfelhyänen fressen zwar auch Aas, sie sind gleichzeitig aber ausgezeichnete Jäger, die die meisten ihrer Beutetiere selbst zur Strecke bringen. Obwohl sie hundeähnlich aussehen, sind sie viel näher mit den Katzen und vor allem den Mangusten verwandt.

Um die komplexen sozialen Beziehungen innerhalb der Clans auszubilden und zu pflegen, verwenden Tüpfelhyänen eine Vielzahl von taktilen, visuellen und vokalen Signalen. Ihr »Lachen« ist zwar legendär, insgesamt gilt das Repertoire ihrer Lautäußerungen jedoch als begrenzt, vor allem trägt es nicht über größere Entfernungen. Wie bei vielen anderen Säugetieren auch kommt den Geruchssignalen deshalb eine besondere Bedeutung zu. Beide Geschlechter der Hyänen besitzen eine Duftdrüse, deren Öffnung unter der Schwanzwurzel liegt. Das braune, im Englischen »*paste*« (Kleister oder Paste) genannte Sekret, das die Tiere an Pflanzen hinterlassen und dessen Geruch an fermentierten Mulch erinnern soll, ist ein komplexes Gemisch verschiedener chemischer Stoffe, darunter flüchtige Fettsäuren, Kohlenwasserstoffe, Alkohole und Aldehyde. Seine Zusammensetzung ist individuell unterschiedlich und variiert auch mit dem Geschlecht, der Gruppenzugehörigkeit und dem reproduktiven Zustand der Weibchen. Ähnliche Drüsen findet man bei vielen Säugetieren und an den unterschiedlichsten Körperstellen.

Das Ganze wäre wohl nur ein Thema für die Verhaltensforschung, hätte sich nicht herausgestellt, dass in diesen Duftdrüsen zahlreiche Bakterien leben. Natürlich wäre es denkbar, dass Mikroben die Drüsen nur bewohnen, um ein wenig von den dort produzierten nährstoffreichen Sekreten zu naschen, und ansonsten ohne Bedeutung für ihre Wirte sind. Schon in den 1980er-Jahren wurde aber die Vermutung geäußert, dass nicht der Wirt, sondern vor allem sie für die charakteristische Zusammensetzung des Drüsensekretes verantwortlich sein könnten. Träfe diese sogenannte »Fermentationshypothese für die chemische Erkennung« zu, käme Bakterien eine herausragende Bedeutung in der weitverbreiteten chemischen Kommunikation zu. Die meisten Tiere erkennen ihre Artgenossen am Geruch. Bei Reviermarkierung und Fortpflanzung spielen Duftsekrete eine entscheidende Rolle.

Schon damals gab es Hinweise, dass Bakterien tatsächlich an der Herstellung des Duftcocktails beteiligt sein könnten. Rotfüchsen wurden Antibiotika verabreicht, um die Bakterien abzutöten, und tatsächlich zeigte sich, dass deren Duftdrüsen danach nicht mehr in der Lage waren, kurzkettige Fettsäuren herzustellen, ein wesentlicher Bestandteil des Sekrets. Andererseits produzierten aus den Drüsen isolierte Bakterien im Labor genau die Fettsäuren, die man auch im Parfüm der Füchse nachgewiesen hatte. Fettsäuren sind aber nur eine von mehreren Stoffgruppen, die in dem Drüsensekret enthalten sind, und die wenigen Drüsenmikroben, die damals kultiviert werden konnten, reichten bei Weitem nicht aus, um ein derart komplexes Duftgemisch herzustellen. Damit war die Fermentationshypothese vorerst vom Tisch. Und die Bakterien waren aus dem Spiel.

Bei vierzehn Säugetierarten gelang es nun mit modernen kulturunabhängigen Methoden, sich ein realistischeres Bild vom Innenleben der Duftdrüsen zu verschaffen. Ein Team um den Amerikaner Kevin Theis betäubte in Kenia einige Dutzend Tüpfel- und Streifenhyänen, entnahm ihren Drüsen Proben, überführte sie vor Ort in flüssigen Stickstoff und machte sich dann daheim, an der Michigan State University, daran, sie mit modernen Sequenzierautomaten zu analysieren. Die Forschergruppe stieß auf fast 500 verschiedene Bakterienarten, deren Gene sie als versierte Fermentierer auswiesen, die ein komplexes Stoffgemisch wie das Duftsekret durchaus produzieren könnten. Zumindest das Argument der zu geringen Bakterienzahl war damit widerlegt. Aber beweisen diese Ergebnisse auch, dass Beschaffenheit und Produktion der Düfte tatsächlich auf das Konto der Drüsenbewohner gehen?

Einige der überzeugendsten Hinweise, »dass Bakteriengemeinschaften Informationen über ihre Wirte signalisieren können«, wurden – selten genug – an Menschen gewonnen, genauer gesagt: an ihren Achselhöhlen. Sofern man sie nicht im Übermaß mit desodorierenden und die Drüsen blockierenden Deos behandelt, »sind sie warm und feucht und voller organischer Drüsenprodukte«. Und eines tun diese Drüsenprodukte mit Sicherheit nicht: riechen. Erst die zahlreichen auf der Haut und in den Achselhöhlen lebenden Bakterien fabrizieren daraus in einer komplizierten Serie von chemischen Umwandlungsprozessen den Geruch, der vielen Menschen unangenehm ist und den sie schamhaft zu überdecken versuchen. Unsere individuellen Vorlieben für bestimmte Duftkomponenten scheinen allerdings zu einem nicht geringen Teil genetisch bedingt zu sein. Möglicherweise parfümieren wir uns genau mit den Produkten der Kosmetikindustrie, die unseren ureigenen Körpergeruch hervorheben oder verstärken.

Neue Untersuchungen zeigen, dass sich unter unseren Armen Dutzende von Bakteriengattungen niedergelassen haben, in einer Dichte von bis zu zehn Millionen Zellen pro Quadratzentimeter, ein weites Feld für vielfältige und sehr spezifische Duftkreationen. Diese werden auch von der getragenen Kleidung beeinflusst. Wer stark schwitzt, sollte sich nicht in Trevira oder Diolen hüllen, denn Schweiß und Polyester, aus dem diese Stoffe bestehen, sind eine Kombination, die für intensive Körpergerüche sorgt. T-Shirts, die während einer intensiven

Trainingseinheit getragen und danach einen Tag inkubiert wurden, rochen sehr viel erträglicher, wenn sie aus Baumwolle bestanden. Zwischen den Naturfasern fühlen sich andere Bakterien wohl als in synthetischen Stoffen. Mikrokokken, die aus den Drüsensekreten besonders unangenehme Duftkomponenten produzieren, finden in Trevira offenbar bessere Lebensbedingungen vor.

Der reine, unverfälschte Achselgeruch, eine »moschus- und urinartige« Geruchsnote, stammt vom *Corynebacterium*, indem es Testosteron verstoffwechselt; andere verarbeiten Schweiß und Fett zu einem »zwiebelartigen«, nun ja, Duft. Der geruchliche Beitrag der meisten Haut- und Achselbakterien ist jedoch noch unbekannt. Die von ihnen in verschiedenen Körperregionen erzeugte Duftmixtur ist so charakteristisch, dass sogar die für ihre guten Nasen berühmten Hunde, die auf den Duft eines bestimmten menschlichen Körperteils trainiert wurden, nicht zuverlässig in der Lage sind, die gleiche Person anhand von Düften anderer Körperteile wiederzuerkennen.

Obwohl der menschliche Geruchssinn als nicht besonders ausgeprägt gilt, haben Testreihen bewiesen, wie erstaunlich feinfühlig wir auf Körper- und besonders Achselgerüche ansprechen. Männer, die man bat, eines von zwei identisch aussehenden, aber unterschiedlich komponierten Deodorants zu benutzen, zeigten schon bald deutliche Reaktionen. Die Versuchspersonen nämlich, die ein Produkt ohne Duftstoffe und antibakterielle Zusätze erwischt hatten, offenbarten in psychologischen Tests ein verringertes Selbstbewusstsein und schätzten ihre Chancen beim weiblichen Geschlecht pessimistischer ein als ihre Kollegen, die ein Deodorant mit allem Drum und Dran verwendet hatten. Diese veränderte Selbsteinschätzung hatte sogar Auswirkungen auf ihr Verhalten, denn Frauen, die sich Videoclips der Männer ansahen, fanden die Probanden attraktiver, die ein vollwertiges Produkt bekommen hatten.

Die Frage, ob Körpergeruch genetisch bedingt ist, lässt sich besonders gut mithilfe von Zwillingsstudien beantworten. Tatsächlich verströmen eineiige Zwillinge einen sehr ähnlichen Duft. Hunde können zweieiige, also genetisch unterschiedliche Zwillinge auseinanderhalten, haben aber Schwierigkeiten mit eineiigen Zwillingen, die zusammen leben. Da eine geteilte Umwelt zu einem ähnlichen Geruch führen und damit das Ergebnis verfälschen könnte, achteten die Forscher bei späteren Versuchen darauf, dass die Zwillingspaare, von denen die Proben stammten, nicht unter einem Dach lebten. Als die Wattepads, die sie über Nacht unter ihren Achselhöhlen getragen hatten, Versuchspersonen unter die Nasen gehalten wurden, konnten diese die genetisch identischen Zwillinge in einer Häufigkeit identifizieren, die deutlich über dem Zufallswert lag und statistisch nicht von der Erkennung zweier Proben zu unterscheiden war, die von ein und derselben Person stammten. Zweieiige Zwillinge konnten dagegen nicht korrekt einander zugeordnet werden.

Menschen verfügen also über individuelle und in hohem Maße genetisch bedingte Körpergerüche, die über längere Zeit konstant bleiben und von anderen Menschen (und Hunden) wahrgenommen werden. Auch Mütter und ihre Babys erkennen sich am Geruch. Neugeborene, die auf den Bauch der Mutter gelegt werden, kriechen in Richtung der Brustwarzen, zeigen dieses Verhalten aber nicht, wenn die Warzen vorher gewaschen wurden. Möglicherweise muss man den Geruchssinn viel weiter fassen, als das bisher getan wird. Die Gene bestimmter Geruchsrezeptoren sind nämlich auch in anderen Körperteilen als nur der Nase aktiv. Das könnte bedeuten, dass auch Spermien, der Darm und die Prostata »riechen« können. Riechen wir vielleicht auch mit unserer Haut?

Nicht nur Menschen hat man unterstellt, ihr Geruchssinn sei im Vergleich zu anderen Säugetieren eher unterentwickelt. Auch die Nase unserer nächsten Verwandten hat man lange Zeit unterschätzt und äffischen Duftsignalen deshalb keine große Bedeutung beigemessen. Doch menschliche Versuchspersonen haben bewiesen, dass sie die einzelnen Individuen einer Gorillagruppe im Zoo von Belfast geruchlich auseinanderhalten können. Besonders sicher waren sie sich beim dominanten Silberrücken-Männchen. Und was Menschen können, dürfte den Gorillas erst recht gelingen. Tatsächlich berichtet eine brandaktuelle Studie an Tieflandgorillas in der Zentralafrikanischen Republik von extrem intensiven und flexiblen Geruchssignalen des dominanten Männchens, die eindeutig im Zusammenhang mit bestimmten Interaktionen innerhalb seiner Gruppe oder mit anderen Gruppen standen. So verbreitete der Silberrücken besonders intensive Gerüche, wenn das verwundbarste Mitglied seines Harems, das Weibchen mit dem jüngsten Baby, nicht in seiner Nähe war. Es ist erstaunlich, dass man erst jetzt darauf aufmerksam wird. Möglicherweise sind Geruchssignale bei Gorillas von besonderer Bedeutung, weil der dichte Wald, in dem sie leben, die Sicht stark einschränkt. Bakterien waren nicht Gegenstand dieser Untersuchungen, die beiden schottischen Forscherinnen weisen aber darauf hin, dass unter den Menschenaffen nur Schimpansen und Gorillas vergleichbar viele Drüsen in den Achselhöhlen besitzen würden wie Menschen. Es seien Bakterien, die aus diesen Sekreten die individuellen Gerüche herstellten.

Dass es bei Sendung und Empfang dieser chemischen Signale um viel mehr als um die schlichte Identifizierung von Personen geht, zeigen Versuche mit Frauen in unterschiedlichen Phasen ihres Zyklus. Präsentiert man ihnen Achselduftproben von Männern, die vorher mittels eines Fragebogens hinsichtlich ihrer psychologischen Dominanz kategorisiert wurden, empfinden sie den Geruch dominanter Männer als besonders sexy, allerdings nur dann, wenn sie selbst in einer festen Partnerschaft leben und sich in der fruchtbaren Phase ihres Zyklus befinden. Außerhalb dieser Phase bewerten sie die Ausdünstungen von dominanten Männern und Softies ähnlich. Auch Single-Frauen tun das, unabhängig von ihrer Zyklusphase. Es ist hier nicht der Ort, die Fortpflanzungsstrategie des weiblichen Geschlechts zu diskutieren, die nach Ansicht der Evolutionspsychologie aus diesen und ähnlichen Ergebnissen spricht (obwohl es sich schon lohnt, darüber nachzudenken). Uns geht es nur um die von Frauen wahrgenommene chemische Geruchsbotschaft der Männer. Und die hat es offenbar in sich.

•••

»Sexiness«, Männlichkeit, Attraktivität und Verwandtschaft, Fruchtbarkeit und gute Gene – all das soll durch Düfte signalisiert werden, die von Bakterien produziert werden? Ein starkes Stück. Möglicherweise neigen Sie dazu, den Forschern, die für diese Studien verantwortlich zeichnen, einen Vogel zu zeigen. Die Auswahl unserer Partner, eine der wichtigsten Entscheidungen, die wir in unserem Leben zu treffen haben, würden wir schon gerne selbst übernehmen, und Bakterien haben bei diesem Prozess, der schwer genug ist, nichts, aber auch gar nichts verloren. Und doch spricht viel dafür, dass wir uns mit ihrer Beteiligung werden anfreunden müssen. Macht es denn einen Unterschied, ob Wirte von ihren Bakterien ernährt werden, ob sie sich von ihnen dabei helfen lassen, Krankheitserreger abzuwehren und ein Licht zu entfachen, oder ob Bakterien für sie wichtige Geruchssignale produzieren? Wirte benutzen chemisch versierte Symbionten, um von ihnen bestimmte Aufgaben erledigen zu lassen, zu denen sie selbst nicht oder nur unvollkommen in der Lage sind. Und Bakterien sind einfach die besseren Chemiker.

Die Gene der Wirte, ob Mensch oder Tier, sorgen für ein Milieu, das die Ansiedlung einer bestimmten Bakteriengemeinschaft zur Folge hat. Zweifellos produzieren einzelne Vertreter dieser Gemeinschaft aus den Körpersekreten intensiv riechende Substanzen, die den Körpergeruch ausmachen, aber kreieren sie auch die ganze komplexe Duftmixtur oder wenigstens deren wichtigste Komponenten? Das würde bedeuten, dass sich die Zusammensetzung ihrer Gemeinschaft mit dem Geschlecht, der Gruppenzugehörigkeit, dem sozialen Rang und dem physiologischen und psychologischen Zustand eines Individuums ändern müsste.

Noch ist die Wissenschaft weit davon entfernt, dies belegen zu können, doch Kevin Theis' Untersuchungen an wilden afrikanischen Hyänen deuten erstmals in diese Richtung. Er und seine Kollegen konnten zeigen, dass die Zusammensetzung der Duftdrüsenflora je nach Art, Geschlecht, Clanzugehörigkeit und reproduktivem Zustand der Weibchen eine andere ist. Innerhalb eines Clans waren von 343 Bakterienarten

120 nur bei den Männchen vorhanden, 54 waren exklusiv milchgebenden Muttertieren vorbehalten, und 46 fanden die Forscher nur in den Drüsen schwangerer Weibchen.

Das ist ein wichtiger erster Schritt, dem bald weitere folgen werden, und er ist erstaunlich genug. Auch bei anderen Tierarten häufen sich entsprechende Befunde. So weisen auch die Chemosignale von Singvögeln eine individuelle Zusammensetzung auf, unterscheiden sich in Abhängigkeit von Geschlecht und Gruppenzugehörigkeit. Bei Fledermäusen und vor allem bei den putzigen und hochsozialen Erdmännchen konnten die verschiedenen Duftsignale sogar mit Veränderungen der Drüsenbakterienflora in Verbindung gebracht werden. Kevin Theis und seine Kollegen sind sicher, dass die von ihren Hyänen-Studien gestützte Fermentationshypothese für alle duftmarkierenden Tierarten Gültigkeit besitzt.

Bakterien als Duftkomponisten – mich erinnert das Bild, das sich abzuzeichnen beginnt, an eine lebendige Duftorgel. Solange die Wirte an den Tasten sitzen und darauf ihre Musik spielen, kann ihnen egal sein, wie und von wem die Dufttöne erzeugt werden. Wichtig ist, dass die Botschaft stimmt, und mit den Bakterien ist der Tonumfang dieses Instruments so viel größer, der Gehalt der Duftmusik so viel differenzierter. Doch was wäre – ein wirklich unheimlicher Gedanke –, wenn gar nicht der Wirt, sondern seine Mikroben bestimmten, welche Duftmusik erklingt und was sie transportiert, womöglich ohne dass die Wirte dies bemerken? Wir werden noch hören, zu welchen erstaunlichen Manipulationen diese Winzlinge fähig sind.

Aber keine Angst, die Wirklichkeit ist natürlich viel profaner, und sie erzählt einmal mehr von der Macht der Koevolution. Es ist bekannt, dass sich die Bakterienflora der Scheide, des Darmes und des Mundraumes während einer Schwangerschaft dramatisch verändert, verständlich, angesichts der tiefgreifenden Veränderungen, die im Körper werdender Mütter vor sich gehen. Während der Schwangerschaft steigt der Testosteron- und Östrogenspiegel weiblicher Tüpfelhyänen. Diese Sexualhormone sind auch in den Drüsen präsent. Sie verändern deren Produktion und Biochemie und damit auch die dort lebende Bakteriengemeinschaft. Gleichzeitig sind sie Ausgangsstoffe für bestimmte Duftstoffproduzenten. Was irgendwann als sinnloser Cocktail chemischer Substanzen begann, wurde durch die Koevolution von Wirt und Drüsenbewohnern zu einem mit Informationen beladenen Signal, das von Artgenossen verstanden wird. Lebende Duftorgeln, die ihre ganz eigenen Ziele verfolgen, gibt es nur in der Fantasie von Autoren – oder etwa nicht?

3

IM DARM

Bleiben wir noch einen Moment beim Geruch. Ein Darm mag ja Charme haben, das hat er bestimmt, aber jeder weiß: Sein Inhalt riecht, um nicht zu sagen: er stinkt. Und wie die äußeren Gerüche unseres Körpers sind auch die inneren ein Produkt oder ein Nebenprodukt der von Bakterien durchgeführten Fermentationsprozesse. Natürlich hat der Darm mitsamt der Lebensgemeinschaft, die er beherbergt, Wichtigeres für den Holobionten zu tun, als Gerüche zu produzieren. Aber schließt das denn aus, dass er neben seinen Kernaufgaben, zu denen natürlich vor allem die Verarbeitung der Nahrung gehört, auch ganz andere Dinge miterledigt? Wir werden sehen, dass die Verdauungshilfe, die die Mikroben leisten, zu ihren leichtesten Aufgaben gehört.

Lassen Sie uns mit der Liebe beginnen. Bei manchen Tierarten geht sie nämlich wirklich durch den Darm.

(Er-)Kennst du mich?

Stellen Sie sich vor, Sie begegneten einer Frau oder einem Mann, einem wirklich umwerfenden Exemplar des anderen Geschlechts (denn es geht hier um Heterosexualität im Dienste der Fortpflanzung). Sie sind fasziniert, Sie sind begeistert. Es ist Liebe auf den ersten Blick. Sie können an nichts anderes mehr denken. Sie begehren diese Person und möchten sie für sich gewinnen. Und das Schönste ist: Dieser Mann oder diese Frau wollen das auch.

Da klagt die begehrte Person eines Tages über Halsschmerzen, die sich verschlimmern. Der Arzt verschreibt Antibiotika, die auch fleißig eingenommen werden ... und nach ein, zwei Tagen sind die Halsschmerzen weg. Doch leider ist mit den Beschwerden auch der Zauber verschwunden, der diese Person für Sie so unwiderstehlich gemacht hat. Weg. Gelöscht. Ausgelöscht. Auf Ihrer Seite gibt es nur noch Desinteresse, gepaart mit völligem Unverständnis, wie Sie dieser Person jemals heftige Gefühle entgegenbringen konnten.

Oder eine andere Geschichte: Diesmal klagt Ihr geliebtes fünfjähriges Kind über Halsschmerzen. Der Rachen ist himbeerrot. Streptokokken, sagt der Arzt. Das erste Mal Scharlach, nichts Schlimmes. Auch hier werden natürlich Antibiotika verschrieben. Was für eine segensreiche Erfindung, erläutert der Arzt, früher sei es in seltenen Fällen zu schweren Komplikationen gekommen. Aber schon zwei Tage später zeigt Ihr Kleines keine Symptome mehr, am vierten kann es wieder in den Kindergarten gehen. Dann begegnet Ihnen eines Morgens ein verschlafenes Kind in Ihrer Küche. Es ist im gleichen Alter wie Ihres, zum Verwechseln ähnlich, die gleichen Haare, das gleiche Gesicht, aber etwas Entscheidendes hat sich verändert. Sie (er-)kennen es nicht. Wer ist das? Sie wissen es nicht. Ist das mein Kind?

Das sind albtraumhafte Situationen, unter Menschen und im realen Leben undenkbar. Für Insekten und möglicherweise auch andere Tierarten, bei denen Geruchsreize eine überragende Rolle spielen, gilt das nicht. In wissenschaftlichen Labors haben einige von ihnen Derartiges erlebt, und in beiden

Fällen fragten sich die Forscher, ob eine bestimmte Verhaltensweise oder Fähigkeit der Tiere mit ihren Darmbakterien in Zusammenhang steht.

Nehmen wir die Geschichte von dem kranken Kind. In Wirklichkeit hat sie sich unter Termiten abgespielt, unter sozialen Insekten also, und es ging um die Frage, woran diese Tiere Nestgenossen oder Verwandte erkennen. Für soziale Insekten ist das sehr wichtig. Die Fähigkeit, Nestgenossen von Fremden und verwandte von nicht verwandten Individuen unterscheiden zu können, wird als eine Voraussetzung für das Entstehen von Altruismus und Sozialität angesehen. Fremde im eigenen Nest können für die Gemeinschaft eine tödliche Bedrohung darstellen. Je nachdem, wie die Beurteilung ausfällt, entscheidet sich das prüfende Tier für Angriff oder liebevolle Zuwendung, für Alarm oder gelassenes business as usual.

Lebewesen, die in derselben Umgebung aufgewachsen sind, im selben Nest oder im selben Haushalt, weisen eine ähnliche Zusammensetzung ihrer Mikrobengemeinschaften auf – das gilt für Menschen wie für Insekten. Sie nehmen in der Regel die gleiche Nahrung zu sich und geben ihre Mikroben an Artgenossen weiter, mit denen sie viel Kontakt haben. Insofern böte das Mikrobiom eine gute Grundlage, um Nestgenossen zu erkennen. Den Beweis liefert das Experiment mit Antibiotika. Wenn das Unterscheidungsvermögen nach einer Antibiotikagabe erlischt, sind Darmbakterien im Spiel, vermutlich indem eine bestimmte Zusammensetzung ihrer Gemeinschaft wie in den Duftdrüsen der Hyänen zu einem bestimmten Stoffgemisch führt, was wiederum einen charakteristischen Geruch zur Folge hat. Genau das ist bei einigen Termiten der Fall. Mischt man ihrer Nahrung Antibiotika bei und tötet so ihre Darmflora, können Nestgenossen sie nicht mehr von fremden Tieren unterscheiden.

Es gibt aber noch einen weiteren Grund, warum es wichtig ist, Verwandte zu erkennen: die Vermeidung von Inzucht. Dass auch dabei Bakterien des Darmes beteiligt sein können, zeigt ein Beispiel aus der Verwandtschaft der berühmten Taufliege *Drosophila melanogaster.* Bei den winzigen Fliegen geht es zwar nicht um Liebe und Leidenschaft, wie in unserem ersten Szenario, sondern um so profane Dinge wie die Kopulationsdauer, die bei diesen zarten Wesen ausschließlich vom Männchen bestimmt wird. Die Zeit, die sich das Männchen für die Begattung nimmt, wird von Wissenschaftlern als wichtiges Maß dafür angesehen, wie viel seiner Fortpflanzungskapazität die männliche Taufliege in diesen Paarungsakt zu investieren bereit ist. Inzuchtvermeidung hieße, mit einem verwandten Weibchen kürzer zu kopulieren, denn die Gefahr ist größer als mit einer fremden Partnerin, dass dabei Nachkommen mit einem genetischen Handicap herauskommen. Andererseits … die Gelegenheit ganz ungenutzt verstreichen zu lassen empfiehlt sich auch nicht. Ein Taufliegenleben ist kurz und kann abrupt und jederzeit enden, und insofern ist keineswegs garantiert, dass das Männchen noch eine zweite Chance erhalten wird. Es ist aber ratsam, bei einer Verwandten nicht zu viel zu investieren, damit noch Spermien und Lebenszeit für zukünftige Tête-à-Têtes übrig bleiben.

Was die Taufliegenforscher finden, entspricht genau diesen Erwartungen. Und sie beobachten, dass der Unterschied in der Kopulationsdauer zwischen verwandten und nicht verwandten Partnern verschwindet, wenn Antibiotika verabreicht wurden. Demnach erkennen Taufliegen verwandte Weibchen, und verantwortlich dafür scheinen deren Darmbakterien zu sein.

Der dichtest besiedelte Ort der Welt

Die winzigen Bewohner der Verdauungsorgane sind also vielseitiger einsetzbar, als man vielleicht denken würde. Im Großen und Ganzen tun Mikroben im Darm jedoch nichts anderes als andere Mikroorganismen in anderen Lebensräumen auch, vorausgesetzt, der pH-Wert bewegt sich im grünen Bereich. Mithilfe von Enzymen bauen sie unter Energiegewinn bestimmte Moleküle ihrer Umwelt ab und verändern sie. Anschließend kann der Wirt die Produkte dieser Fermentation aufnehmen, oder er scheidet sie aus. Vielfach dienen sie aber auch als Ausgangsstoffe für andere spezialisierte Darmmikroben, sodass sich der ganze Vorgang wiederholt.

Für ungezählte Kleinstlebewesen ist dieser weitgehend anaerobe, also sauerstofffreie Lebensraum das Paradies auf Erden, gleichzeitig ist er eine entscheidende Schnittstelle zwischen Umwelt und Wirtsorganismus. Es klingt paradox: Darmbewohner leben zwar tief drinnen im Wirt, streng genommen sind sie aber nicht wirklich ins Innere seines Körpers vorgedrungen. Das verhindert die Darmschleimhaut, ein Abschlussgewebe, das in einem viel zu wenig gewürdigten Spagat verwertbare Nahrungsbestandteile resorbiert und gleichzeitig den Körper nach innen zum Darmlumen hin abgrenzt. Die Mikroorganismen leben quasi in einem für sie undurchdringlichen Schlauch, der an beiden Enden mit der Außenwelt in Verbindung steht, dazwischen in dicht an dicht gelagerten Windungen durch den Wirtskörper führt und beim Menschen in ausgestreckter Form etwa acht Meter lang ist. Die Darmschleimhaut lässt, da ihre Zellen mit sogenannten »*tight junctions*« fest und eng miteinander verbunden sind, keine Mikroben durch und wird ihrerseits von einer mit antimikrobiellen Wirkstoffen gespickten Schleimschicht vor zudringlichen Mikroben geschützt. Bis zu 50 Tonnen Nahrung und 50 000 Liter Flüssigkeit sind im Verlauf eines Menschenlebens zu verarbeiten, eine anspruchsvolle Aufgabe, bei der die Epithelzellen schnell verschleißen. Nach nur 36 Stunden werden sie durch neue ersetzt.

Nirgendwo im Körper eines lebenden Tieres ist für Mikroben so viel zu holen wie im Darm, einem Eldorado aus Kohlenstoff, Mineralien und gelösten Nährstoffen. Und der Wirt sorgt, solange er lebt, im ureigenen Interesse für kontinuierlichen Nachschub, im Falle der warmblütigen Tiere sogar für optimale und gleichmäßige Temperaturen. Deshalb gedeihen im Verdauungskanal, verglichen mit allen anderen Körperbiotopen, mit großem Abstand die meisten Mikroorganismen. Besonders im hinteren Abschnitt, dem Dickdarm, drängen sie sich mit bis zu einer Billiarde (10^{15}) Zellen pro Gramm in einer Dichte, die nirgendwo sonst auf diesem Planeten erreicht wird – ein Leben wie die sprichwörtliche Made im Speck. Manche Forscher sprechen von einem »Mikrobiota-Organ«, das für den Wirt lebenswichtige Aufgaben übernimmt, aber ausschließlich aus fremden Zellen besteht. Beim Menschen wiegt dieses Organ etwa zwei Kilogramm, bei manchen Tieren dürfte es, absolut oder prozentual auf ihr Körpergewicht bezogen, noch deutlich mehr sein. Etwa ein Drittel der Stuhltrockenmasse, die wir ausscheiden, besteht aus Mikroben.

Dass in ihren Körpern Bakterien leben sollen, erschreckte die Zeitgenossen des 19. Jahrhunderts, als sie dieser Tatsache gewahr wurden. Robert Koch hatte es doch gerade erst bewiesen: Bakterien sind die Verursacher von Krankheiten. Also konnte auch dieses Gewimmel im Darm nur eine krankhafte Erscheinung sein. Man gab ihr den Namen »intestinale Toxämie« und hoffte auf Heilung durch Darmreinigungen. Um die gefährlichen Winzlinge loszuwerden, empfahl der angesehene schottische Mediziner Sir William Arbuthnot Lane sogar, sich prophylaktisch große Teile des Dickdarms entfernen zu lassen. Der Mann hatte Mitglieder des britischen Königshauses operiert – allerdings nicht am Darm – und war deshalb zum Baron ernannt worden, eine chirurgische Kapazität.

Aus heutiger Sicht wäre zu wünschen, dass Sir Lanes Empfehlung damals ungehört verhallte – wir wissen nicht, wie viele ihr folgten –, denn mittlerweile ist durch eine Vielzahl von Studien belegt, dass eine artenreiche Darmmikrobengemeinschaft kein Zeichen von Krankheit, sondern im Gegenteil für die Entwicklung und Gesundheit des Menschen und jedes anderen Holobionten unerlässlich ist.

Wie sehr der Körper um seine Bewohner besorgt ist, zeigt sich in besonderer Weise, wenn er krank wird, seinen Appetit verliert und kaum noch etwas zu sich nimmt, um die Krankheitserreger mittels einer Art Fastenkur wieder loszuwerden. Was wird in solchen Krisenzeiten, in denen der Wirt an Gewicht verliert, weil die Nahrung nicht einmal für ihn reicht, aus seinen vielen Millionen kleinen Partnern im Darm? Sie einfach aufzugeben, scheint keine Option zu sein, im Gegenteil. Forscher aus Chicago entdeckten dieser Tage, dass der Körper auf seine Reserven zurückgreift und die Darmbewohner mit der Produktion und Ausscheidung eines besonderen Zuckers, der L-Fucose, über Wasser zu halten versucht, auch wenn es ihm selbst schlecht geht. Normalerweise ist Fucose im Darm kaum nachweisbar, liegt der Wirt aber infektionsbedingt danieder, beginnt sein Dünndarmepithel diese energiereiche Ersatznahrung zu produzieren, die von den Mikroben auch tatsächlich aufgenommen und verstoffwechselt wird.

Die Strategie scheint aufzugehen, denn Mäuse, die aus genetischen Gründen keine Fucose bilden können, benötigen nach Abklingen der Krankheit mehr Zeit, um sich zu erholen und wieder ihr Ausgangsgewicht zu erreichen. Die L-Fucose entfaltet gleich auf mehreren Ebenen ihre segensreiche Wirkung. Sie ist Energiequelle, bremst die Aktivität von Genen, die im angeschlagenen Wirt aus Partnern Pathogene machen könnten, und bietet einen gewissen Schutz gegen weitere Infektionen.

Dass ein Holobiont in Bedrängnis sich so um seine Darmmikroben kümmert, mag im ersten Moment verwundern; hält man sich aber vor Augen, auf wie vielen Ebenen das Wohl des großen Ganzen mit dem Wohlergehen der vielen kleinen Wesen in seinem Inneren verknüpft ist, scheint diese Investition gut angelegt zu sein. Hier eine Auswahl, die sich auf fast 150 aktuelle, zum Teil sehr umfassende Studien der letzten Jahre stützt: Die Darmmikrobengemeinschaft regt Peristaltik und Geweberegeneration an, hat erheblichen Einfluss auf die Feinmorphologie der Darmschleimhaut, auf die Dichte der Blutgefäße, die sie durchziehen, und die Zahl der dort bereitgehaltenen teilungsfähigen Stammzellen. Sie ist entscheidend für die Ausbildung und Reifung des angrenzenden Lymphgewebes sowie die Dicke und Beschaffenheit der schützenden Schleimschicht im Darmlumen.

Der Frage nach der Bedeutung oder Funktion einer Struktur, eines Stoffes oder eines Gens nähern sich Forscher in den

Lebenswissenschaften gern, indem sie untersuchen und beobachten, was geschieht, wenn das fragliche Ding entfernt oder ausgeschaltet wird. So auch in der Symbioseforschung. Viele der oben aufgezählten Erkenntnisse sind dem Vergleich von konventionell aufgezogenen mit mikrobenfreien Tieren oder sogenannten »Gnotobionten« zu verdanken. Letztere besitzen ein Mikrobiom, dessen Zusammensetzung genau bekannt ist. Man erhält gnotobiotische Tiere, indem man mikrobenfreien Exemplaren einen Bakterien-Cocktail verabreicht, der nur die Arten enthält, deren Wirkung und Bedeutung man untersuchen möchte. Das können einzelne oder wenige Arten, aber auch komplexe Gemische sein, etwa ein Transplantat menschlicher Darmmikroben, das in einem vorher keimfreien Mäusedarm quasi menschliche Bedingungen herstellt – oder zumindest etwas, das dem nahekommt. Diese gezielte Kolonisierung geht relativ leicht vonstatten. Die Tiere verfügen ja über keine alteingesessenen Mikroben, die ihr Terrain verteidigen könnten, und in der keimfreien Umgebung, in der derartige Untersuchungen durchgeführt werden, gibt es auch keine Konkurrenten, die den gleichen Lebensraum beanspruchen.

Merkwürdig – auf nahezu jeder Seite dieses Buches ging es bisher darum, wie wichtig und unentbehrlich Mikroben für ihre Wirte sind (und umgekehrt). Aber legt die Existenz von Ratten, Mäusen, Meerschweinchen, Zebrafischen und Schweinen, in denen keine einzige Bakterie lebt, nicht eine ganz andere Sicht der Dinge nahe? Na bitte, mag vielleicht jemand denken, der mit der Vorstellung eines von Mikroben wimmelnden Körpers seine Probleme hat. Von wegen Holobiont – es geht also auch ganz allein, ohne Mikroben.

Stimmt, keimfreie Tiere sterben nicht an ihrem Partnermangel. Ohne jede Besiedlung durch Mikroben wachsen sie heran und pflanzen sich sogar fort. Es gibt sie bereits seit etlichen Jahrzehnten. Aber sie »leben« nur, weil Menschen sie künstlich in einer keimfreien Umwelt bei keimfreier Luft und Spezialnahrung halten. Ein Leben im Freiland wäre für sie der sichere Tod, ganz davon abgesehen, dass die Körper welcher Tier- und Pflanzenarten auch immer in der Natur unmöglich mikrobenfrei bleiben könnten, weil sie von den allgegenwärtigen Mikroorganismen sofort besiedelt werden würden.

Auf der Erde hat kein Organismus die Wahl, ob er in seinem Körper mit oder ohne Mikroben leben möchte. Er kann nur lernen, auf diese Besiedlung Einfluss zu nehmen, sie zu steuern und sich zunutze zu machen. Jede neue Lebensform war gezwungen, sich mit den Milliarden Jahre alten Herrschern der Welt zu arrangieren, und genau das haben Pflanzen und Tiere getan, von Anbeginn und letztlich zum gegenseitigen Vorteil. Leben kann man nicht alleine. Mikrobenfreie Tiere sind kein Beweis des Gegenteils. Es sind künstliche Wesen, vom Menschen mit erheblichem Aufwand zu Forschungszwecken erschaffen und nur unter keimfreien Bedingungen in Gefangenschaft zu erhalten. Außerhalb ihres Gefängnisses wären sie entweder tot oder nicht mehr frei von Mikroben.

Wenn jedes normale Meerschweinchen ein Holobiont ist, was ist dann ein mikrobenfreies Meerschweinchen? Es geht, darüber kann heute kein Zweifel bestehen, beim Vorhandensein oder Fehlen einer gesunden Darmflora um weit mehr als nur um Aminosäuren und Vitamine, die die Mikroben im Austausch für die ihnen gewährte Rundumversorgung zur Verfügung stellen und mit denen man uns lange Zeit die ein wenig unheimliche Existenz dieser inneren Welt schmackhaft und verständlich zu machen versuchte. Es geht um die Ausbildung hochkomplexer Strukturen wie der Darmwand mit den dazugehörigen Blutgefäßen und Nerven. Wichtige Komponenten des Immunsystems müssen gerade hier reifen, um Freund und Feind unter den Mikroorganismen erkennen zu lernen und den intensiven und unvermeidlichen Kontakt mit einer Außenwelt zu überwachen, von der ein kleiner Ausschnitt in jedem Bissen Nahrung steckt.

Bei Insekten verhält es sich ähnlich. Tsetsefliegen, die Überträger der Schlafkrankheit, erhalten von einem Bakterium namens *Wigglesworthia* diverse Vitamine und Kofaktoren. Wachsen die Larven der Fliegen ohne den obligatorischen Symbionten heran, fehlen ihnen nicht nur wichtige chemische Substanzen, die Tiere besitzen auch nur ein rudimentäres Immunsystem und sind empfindlich gegenüber Infektionen von Allerweltskeimen. In ihrem Darm entwickeln sie nur eine unvollkommene Schleimschicht, die durchlässig und anfällig für Parasitenbefall ist.

Keimfreien Säugetieren fehlt es nicht nur an ein paar Aminosäuren, sie »haben veränderte Immunsysteme, Herzen, Lungen, Lymphknoten, einen veränderten Stoffwechsel, sogar ihre Fortpflanzungsfähigkeit ist anders«. Über chemische Kommunikationskanäle beeinflussen Darmmikroben die Knochenmasse und die Zahl synaptischer Verbindungen, modulieren Angstverhalten und Schmerzempfindlichkeit. Keimfreie Tiere sind Wesen, die anschaulich machen, in welchem erstaunlichen Ausmaß Mikroorganismen die Körper von Säugetieren formen – auch den des Menschen, obwohl die Experimente, die dies zweifelsfrei belegen würden, nie durchgeführt werden können. Sie sind gewissermaßen die nackten Wirte, entblößt von all ihren kleinen Partnern und Nutznießern, hilflose, kranke, unvollständige, abhängige und empfindliche Wesen, die nur, weil Menschen sie erzeugen und unter speziellen Bedingungen am Leben erhalten, in dieser Welt sind. Keimfreie Menschen – das kann und darf es nie geben.

•••

Leben und Biologie eines Wirtes und seiner Darmmikroben sind im Holobionten auf vielen Ebenen derartig eng miteinander verwoben, dass man im Staunen darüber das eigentliche Kerngeschäft dieses Organsystems glatt vergessen könnte. Aber ob bei Menschen, Korallen oder Bartwürmern, bei Rindern, Blattläusen oder Termiten, die meisten Symbiosen mit Mikroben drehen sich ums Essen und dessen Verwertung, um Nahrung. Oft geht es um das Überleben in sehr speziellen Lebensräumen oder ökologischen Nischen, denen nur mithilfe von Mikroben etwas Nahrhaftes abzugewinnen ist. Diese müssen keineswegs so außergewöhnlich und abgelegen sein wie die Schwarzen Raucher der Tiefsee. Jedes Rind, jeder Hase, jedes pflanzenfressende Insekt oder Säugetier ist auf Verdauungshilfe durch Mikroben angewiesen. Auf diesem Planeten dürfte es kein einziges Tier geben, das ganz ohne diese Unterstützung auskommt. Auch wenn die Eukaryoten vor langer Zeit einmal aus den prokaryotischen Mikroben hervorgegangen sind, über deren breit gefächerte chemische Fähigkeiten verfügen sie nicht. Nicht wenige würden ohne ihre Mikrobenpartner mit vollem Bauch verhungern.

Gerade unter den Insekten gibt es unzählige Arten, die sich einer extrem einseitigen Diät verschrieben haben, bei der jeder Ernährungsberater entsetzt die Hände über dem Kopf zusammenschlagen würde. Pflanzensaft, Blut, Holz, Humus und Ähnliches kann ihnen nur deshalb als absolut einzige Kost dienen, weil das, was sie an lebenswichtigen Stoffen nicht enthält, von Bakterien geliefert wird, häufig von Endosymbionten, die im Insektenkörper in speziellen Zellen, den Bakteriozyten, und speziellen Organen leben, dem Bakteriom. Manchmal sind es auch mehrere Symbionten, von denen jeder einzelne nur bestimmte Komponenten, zum Beispiel Aminosäuren, beisteuert, die die schmale Kost des Wirts ergänzen.

Was leicht aufzuschließen ist, teilen sich Wirt und Mikroorganismen, wo besondere chemische Fertigkeiten zur Anwendung kommen müssen, sind zunächst die Bakterien gefragt. Nur sie verfügen zum Beispiel über die Enzyme, die komplexe Kohlenhydrate wie Polysaccharide zerlegen können, wovon auch der Mensch profitiert. Zellulose allerdings, ebenfalls ein Polysaccharid und Hauptbestandteil der pflanzlichen Zellwand, passiert unseren Darm weitgehend unzerstört, als sogenannter »Ballaststoff«. Uns fehlen eben die zuständigen Spezialisten unter den Darmmikroben. Ein Problem ist das nicht. Wir können es uns leisten, auf einen Abbau der Zellulose zu verzichten, weil wir als Allesfresser auch andere Nahrungsquellen nutzen. Reine Pflanzenfresser aber brauchen massiven bakteriellen Beistand, um die Zellulose zu knacken, sonst kommen sie nicht auf ihre Kosten. Die Lebensgemeinschaft ihres Darms ist besonders artenreich und vielgestaltig.

Allerdings brauchen sogar die Spezialisten unter den Mikroben Zeit, um die Molekülketten der Zellulose zu spalten. Das Gedärm von Pflanzenfressern ist deshalb viel länger als das von Alles- oder gar reinen Fleischfressern, die mit erheblich weniger Darmschlingen auskommen. Damit die Bakterien in Ruhe ihrer Zersetzungsarbeit nachgehen können, bietet es zudem die Möglichkeit, den Pflanzenbrei für einige Zeit zu lagern. Der Pansen der Wiederkäuer ist so eine der bakteriellen Fermentation dienende Struktur, deren eukaryotische und prokaryotische Mikroben wir schon kennengelernt haben. Er befindet sich vor dem sauren Magen, der bei Rind und Co. »Labmagen« heißt. Unzählige einzellige Verdauungshelfer, die sich im Pansen mit dem Pflanzenbrei abgemüht haben, werden hier selbst verdaut.

Bei anderen Pflanzenfressern liegt die Fermentationskammer hinter dem sauren Magen, bei Pferden zum Beispiel in Gestalt eines stark vergrößerten Blinddarms. Er bildet den sackartigen Beginn des Dickdarms und kann bei manchen Pferderassen ein Meter lang werden und 30 Liter Rauminhalt umfassen.

Ohne intensive Fermentation kommt nur die vielleicht seltsamste Erscheinung unter den großen Säugetieren aus: der Pandabär. Zoologisch gesehen ein Raubtier und dementsprechend mit einem kurzen Darm ausgestattet, besitzt er auch alle Gene, die ein Räuber zur Verdauung seiner Fleischnahrung braucht. Doch in Wirklichkeit ist der Große Pandabär ein sehr mäkeliger Esser und kaut im Wesentlichen auf nur einer einzigen Pflanzenart herum, auf Bambus, einem Riesengras, von dem er tagtäglich über zwölf Kilogramm zu sich nehmen muss, weil es so reich an unverdaulichen Fasern ist. Nur 17 Prozent davon werden verdaut, der Rest wird relativ rasch wieder ausgeschieden. Da die Tiere kein einziges zellulosespaltendes Enzym selbst herstellen können, sind sie auf bakterielle Symbiosepartner angewiesen. Forscher der Chinesischen Akademie der Wissenschaften konnten im Darmmikrobiom der Pandas, das vergleichsweise arm an Arten ist, gleich mehrere Bakterien finden, die über die entsprechenden Gene verfügen.

Die wahren Dimensionen und die Zusammensetzung dieser Darmlebensgemeinschaften beginnen die Forscher erst jetzt zu erkennen, da sie nicht mehr auf die Kultivierung der Mikrobenarten angewiesen sind. Allein in den Därmen der Menschheit leben mehrere Zehntausend Mikrobenarten, vor allem Bakterien. Es gibt kaum eine bekannte Tierart, deren Darmmikroben nicht schon Gegenstand der Forschung waren, meist anhand von Kotproben, vom Alligator bis zur Ziege, vom Grünen Leguan bis zum Grizzlybär. Kot oder Fäzes sind relativ leicht zu bekommen, mit ein wenig Zeit und Mühe auch von wild und in abgelegenen Gegenden lebenden Arten, es ist aber umstritten, welche Aussagekraft die Untersuchung dieser Ausscheidungen für das hochdifferenzierte Innenleben des ganzen Darms besitzt. Sie enthalten nur das Mikrobenleben des letzten Abschnitts, und man erfährt wenig oder nichts über andere Darmteile und die Schichtung der Lebensgemeinschaft von außen nach innen. Dazu müsste man Biopsien vornehmen und Stücke der Darmwand entnehmen, was den Aufwand solcher Untersuchungen enorm erhöhen würde und bisher in den wenigsten Fällen geschehen ist, von den Gefahren und Schmerzen, die damit für die untersuchten Tiere verbunden wären, gar nicht zu reden. Und trotzdem: Jedes Mal, wenn Kotproben einer neuen Spezies untersucht werden, stoßen die Forscher auf viele neue unbekannte Mikroben. Eine Studie, die 60 verschiedene Säugetierarten verglich, kam zu dem Ergebnis, dass durchschnittlich fast zwei Drittel ihrer Darmmikroben bislang nirgendwo anders gefunden wurden.

Auch wenn wir es nicht gern hören: Kot ist nahezu überall. Wussten Sie, dass mit jeder Spülung ein kleiner Teil des Toiletteninhalts als feiner Aerosolnebel in der Badezimmerluft verteilt wird? Und wo befindet sich Ihre Zahnbürste? Das Labor des gebürtigen Neuseeländers Rob Knight in Boulder, Colorado, eine wichtige Adresse in der Mikrobiomforschung, hat Zahnbürsten untersucht. Und was war wohl das Ergebnis? Michael Pollan, ein bekannter Journalist und Buchautor, der für die *New York Times* recherchierte, bekam, ohne dass er nach Einzelheiten gefragt hätte, eine Antwort, die ihm zu denken gab. »Sie sollten Ihre Zahnbürste mindestens einen Meter achtzig von der Toilette entfernt aufbewahren«, teilte ihm einer der Forscher mit. »Die Welt ist von einer feinen Patina aus Fäzes bedeckt«, bestätigt Stanley Falkow, Mikrobiologe an der renommierten Stanford University. Das ist allerdings weniger ein hygienisches Problem als eine der Voraussetzungen dafür, dass Mikroben überhaupt in ihre Wirte gelangen.

Wie spezifisch diese Darmmikrobengemeinschaft ist, ermittelte der amerikanische Molekularbiologe Howard Ochman 2010 am Beispiel des Menschen und einiger seiner nächsten Verwandten, den in Afrika lebenden Menschenaffen. Bis dahin waren nur gefangene Affen untersucht worden, mit unbefriedigenden Resultaten. Die Proben für die Untersuchungen von Ochman und seinem Team stammten dagegen von wild lebenden Tieren und wurden vor Ort, also in einem halben Dutzend afrikanischer Staaten gesammelt. Das Ergebnis entschädigte für die Mühen. Neben den Enddarmmikroben eines Afrikaners und eines Amerikaners, die in diesem Fall den *Homo sapiens* repräsentierten, lagen nun auch die von drei Unterarten der Schimpansen, von Bonobos sowie von Westlichen und

Östlichen Tieflandgorillas vor. Und verblüffenderweise stellte sich heraus, dass das verzweigte Verwandtschaftsdiagramm, das sich aus der Zusammensetzung dieser Mikrobengemeinschaften ergab, mit der genetischen Verwandtschaft der beprobten Tiere und Menschen exakt übereinstimmte. Obwohl der Darm der Primaten über Millionen Jahre hinweg kontinuierlich intensiven Kontakt mit Bakterien der Außenwelt hatte, blieb die von den Vorfahren übernommene Mikrobengemeinschaft im Kern erhalten und veränderte sich im Gleichtakt mit ihren Wirten, als wäre sie von Generation zu Generation vererbt worden. »Die Stammesgeschichte der Wirte ist der maßgebliche Faktor, der die Zusammensetzung der Darmmikrobiota bestimmt«, schrieben Howard Ochman und seine Kollegen – ein Ergebnis, das nicht überall auf Begeisterung stieß.

Eine Industrie, die den Menschen probiotische, also Mikroorganismen enthaltende Präparate und Nahrungsmittel verkaufen möchte, hört natürlich nicht gern, dass der Lebensgemeinschaft des Darmes uralte stammesgeschichtliche Grenzen gesetzt sind. Auch wenn man beim Blick auf die Angebotspalette eines modernen Großstadtsupermarktes und die Zutatenliste der zahllosen Fertigprodukte daran zweifeln könnte, seinem Darmmikrobiom nach ist der moderne Mensch ein typischer allesfressender Primat geblieben, trotz Tiefkühlkost und Büchsenravioli, allerdings auf deutlich verarmtem Niveau. Jeder einzelne wild lebende Affe besitzt eine erheblich größere Vielfalt an Darmmikroben als ein Mensch.

Natürlich ist Nahrung ein wesentlicher Faktor, der Einfluss auf die Häufigkeit von Darmmikroben hat. Kühe vertragen statt Gras oder Heu auch Getreide; wenn die Ernährungsumstellung aber zu schnell erfolgt, können die Tiere erkranken und sogar sterben, weil mikrobielle Profiteure dieser Veränderung sich in ihrem Darm unkontrolliert vermehren. Das Angebot prägt gewissermaßen die mikrobielle Nachfrage, innerhalb gewisser Grenzen, die in unserem und vielen anderen Fällen die Stammesgeschichte gesetzt hat. Als Allesesser sind wir allerdings wenig spezialisiert und dank einer robusten Mikrobengemeinschaft in der Lage, mit unterschiedlichster Nahrung fertigzuwerden, von Käsespätzle über saure Yak-Milch bis zur Rinderblutdiät der Massai. Jede Ernährungsumstellung ruft, schnell und reproduzierbar, Spezialisten innerhalb der Gemeinschaft auf den Plan, die sich rasch vermehren und genauso rasch wieder in den Hintergrund treten, wenn die Angebotslage sich ändert.

Zwei Beispiele sollen das verdeutlichen. Das erste liefert eine aktuelle Untersuchung zweier auf Vieques, einer kleinen Nachbarinsel von Puerto Rico, lebender karibischer Volksgruppen. Das Besondere ist in diesem Fall: Es handelt sich bei den untersuchten Proben nicht um Kot lebender Menschen, sondern um Paläofäzes, um die harten, trockenen Hinterlassenschaften von Menschen, die ihre Notdurft hier vor mehr als 1500 Jahren verrichtet haben. Mit ihrer Hilfe gelang es jetzt, ein Rätsel aufzuklären, das sogenannte »Huecoid-Problem«, das Archäologen allein nicht zu lösen vermochten. Damals gab es auf Vieques nämlich zwei Völker, die der Nachwelt klar zu unterscheidende Artefakte hinterlassen haben. Aber handelte es sich wirklich, auch nach mehreren Hundert Jahren Koexistenz, um zwei unterschiedliche Kulturen, oder war die eine, die Huecoid-Kultur, nur eine Untergruppe der anderen?

Dies ist ein guter Moment, um rasch ein Versäumnis auszugleichen. Sicher ist Ihnen aufgefallen, dass ich bisher fast völlig auf die Namen der verschiedenen Bakterien- und Mikrobengruppen verzichtet habe. Sie sind meist recht kompliziert, und als Laie kann man sie mit keinerlei Merkmalen verbinden, etwa einem langen Hals oder einer auffälligen Färbung. Für das unbewaffnete Auge sind sie alle gleich unsichtbar. Die vier folgenden sollten in einem Buch über Körpermikroben aber wenigstens einmal erwähnt werden, denn es handelt sich um die Bakterienstämme, die über 90 Prozent unserer Darmmikroben stellen: Actinobacteria, Firmicutes, Bacteroidetes und Proteobacteria. In sehr viel geringerer Zahl sind darüber hinaus mindestens ein Dutzend weitere Bakterienstämme vertreten.

Die Häufigkeitsverhältnisse zwischen diesen großen Mikrobengruppen waren in den karibischen Paläofäzes andere, als man sie bei heutigen Menschen findet – eine Folge ihres Alters. Untereinander kann man sie aber vergleichen, denn die Veränderungen, die auf das Alter der Funde zurückzuführen sind, betreffen ja die Ausscheidungen beider Volksgruppen in gleicher Weise. Die Fundstellen lagen zum Teil keine hundert Meter auseinander, doch die Bakterien-DNA in den alten Kotresten zeigte markante Unterschiede, was die Forscher mit einer unterschiedlichen Ernährung erklären. Beide Volksgruppen aßen viele Meeresfrüchte, eine proteinreiche Diät, erkennbar an Fischknochen, Muschelschalen und Krebspanzern, die man in den Siedlungen gefunden hat. Nur in den Paläofäzes der Huecoid-Kultur konnte darüber hinaus Mais nachgewiesen werden. Und ein Fischparasit, der nur in den Ausscheidungen der zweiten Volksgruppe gefunden wurde, gab den entscheidenden Hinweis, dass diese offenbar viel rohen Fisch konsumiert hatten. Es handelte sich also tatsächlich um zwei Kulturen. Sie lebten zwar Tür an Tür, pflegten aber jeweils eigene Ernährungsgewohnheiten. Noch tausend Jahre später ist das Echo des davon geprägten Mikrobioms in den DNA-Überresten ihrer Darmbakterien nachweisbar.

Während die in diesem Beispiel gefundenen Unterschiede auf zwei ernährungsbedingte Spielarten desselben Mikrobioms zurückzuführen sind, geht es im Folgenden um eine echte Novität. Auch in Japan haben die Menschen spezielle Vorlieben, zu denen eindeutig das mittlerweile auch bei uns geschätzte Sushi gehört. Blätter der Alge *Porphyra* werden dabei benutzt, um die beliebten Reis- und Fischhäppchen einzuwickeln. Um sie und die in ihnen vorkommenden Kohlenhydrate auch zu verdauen, braucht man allerdings Bakterien, die über spezielle Enzyme verfügen, sonst rutscht die Alge als unzersetzter Ballaststoff einfach durch. Auch den Polysacchariden von Landpflanzen können wir nur mit bakterieller Hilfe zu Leibe rücken, verfügen aber über viele Verbündete, die dafür mit mehreren Hundert verschiedenen chemischen Verbindungen enzymatisch bestens ausgestattet sind. Wie ist es zu dieser Enzymvielfalt gekommen?

Algen kann nicht jeder verdauen. Nur Japaner, die im Durchschnitt täglich 14,2 Gramm davon zu sich nehmen, verfügen über die nötigen Enzyme. Sie stecken in einem Bakterium namens »*Bacteroides plebeius*«, das man im Darm von Nordamerikanern bislang vergeblich gesucht hat. Japaner, in deren Därmen dieses Bakterium sehr häufig ist, scheinen da über etwas zu verfügen, das außerhalb des normalen menschlichen Mikrobenspektrums liegt, auch wenn es sich nur um eine einzige Mikrobenart handelt. Das Interessante ist aber, dass auch *Bacteroides plebeius* nicht der Eigentümer und Erfinder der algenabbauenden Enzyme ist. Die Gene, die man für die Produktion dieser Enzyme braucht, stammen ursprünglich von einem algenfressenden Meeresbakterium namens »*Zobellia galactanivorans*«. Vermutlich haben die Japaner zusammen mit ihrer geliebten Algenkost wiederholt auch dieses Bakterium zu sich genommen, das seine Gene dann irgendwann per horizontalem Transfer an *Bacteroides plebeius* weitergegeben hat. Möglicherweise war es vorher sehr selten. Die Forscher sehen in diesem Mechanismus auch eine Erklärung für die große Vielfalt an Polysaccharidabbauenden Enzymen. Darmbakterien könnten die zu ihrer Produktion erforderlichen Gene irgendwann von frei lebenden Spezialisten übernommen haben. Spannend ist die Frage, wann beziehungsweise ob die Sushigene auch in amerikanischen oder europäischen Därmen angekommen sein werden.

Auch wenn hier ein Weg aufgezeigt wird, wie neue und bisher nicht verwertbare Nahrungsquellen in den Speiseplan eines Lebewesens aufgenommen werden können, so handelt es sich doch wohl eher um einen seltenen Vorgang. Studien, die die Darmflora gesunder Menschen bis zu zwölf Jahre lang untersuchten, fanden, bei starken Schwankungen, vor allem eine überraschende Konstanz des Mikrobioms, und zwar unabhängig von zwischenzeitlichen Antibiotikaeinnahmen, Diäten und Fernreisen. Natürlich können solche Störungen zu heftigen Turbulenzen im Darm führen, jeder Mensch kennt das, in der Regel beruhigen sich die Ausschläge aber wieder.

Das gilt allerdings nur für Individuen eines gewissen Alters, bei denen bereits stabile Darmverhältnisse eingekehrt sind. Australische Babys, die mit Ziegen-, Kuh- oder Muttermilch ernährt wurden, reagierten schnell und wiesen unterschiedliche Bakterien im Stuhl auf, wobei die Ziegenmilch der Muttermilch im Ergebnis ähnlicher war als Kuhmilch. Babys und Kleinkinder befinden sich noch in einem Stadium, das äußerst empfindlich auf Veränderungen reagiert. Studien mit ursprünglich keimfreien Mäusen, deren Defizit man mit Mikrobengaben ausglich, zeigen eindeutig, dass es ein Zeitfenster für diesen ersten Kontakt zwischen den Symbiosepartnern gibt. Erfolgt die Kolonisierung mit Darmbakterien zu spät, können die entstandenen Defizite nicht mehr ausgeglichen werden. Zu einem gesunden Holobionten gehört ein gesundes, ausgewogenes Mikrobiom, das sich in einem bestimmten Zeitraum herausbilden muss.

Wie das geschieht, wie Wirte und Mikroben zusammenkommen, ist Gegenstand meines Buches »Die Herrscher der Welt«. Störungen dieses holobiontischen Selbstfindungsprozesses können unter Umständen lebenslange Folgen haben, und leider deutet viel darauf hin, dass derartige Probleme beim Menschen zunehmen.

Krank – Dysbiosen und das Spiel mit dem antibiotischen Feuer

Natürlich darf bei all dem nicht unerwähnt bleiben, wie viel bei dem komplexen und fein austarierten Miteinander von Wirt und Mikroben aus dem Gleichgewicht geraten kann, gerade im Darm, wo die große Masse der Körpermikroben lebt. Dass Darmmikroben erheblichen Einfluss auf die menschliche Gesundheit haben, ist keine neue Erkenntnis und war einer der Gründe, warum nur wenige Jahre nach der Sequenzierung des menschlichen Genoms das *Human Microbiome Project* ins Leben gerufen wurde, finanziert von den US-amerikanischen National Institutes of Health. Den Initiatoren war klar, dass ihr Bild vom Menschen unvollständig bleiben würde, solange sie nicht die Mikroben mit einbezögen. Wer den *Homo sapiens* (oder irgendeine andere Spezies) verstehen will, ob krank oder gesund, muss das Ganze im Blick haben, den Holobionten. Die Forscher bevorzugten allerdings das Wort »Supraorganismus«.

Eine Symbiose, in der das Miteinander der Partnerorganismen eines Holobionten reibungslos funktioniert, kann aus verschiedenen Gründen in Unordnung geraten. Die Wissenschaftler sprechen dann von einer »Dysbiose«, so wie eine negative Utopie wie Georg Orwells *1984* auch als »Dystopie« bezeichnet wird. Dysbiosen können harmlos und von vorübergehender Natur sein, ein leichtes Unwohlsein, ein unangenehmes Aufstoßen, Völlegefühl, aber auch einen chronischen Verlauf nehmen und mit gravierenden gesundheitlichen Problemen verbunden sein. Wir sind es gewohnt, dass die meisten Krankheiten durch pathogene Bakterien, Viren oder Pilze verursacht werden, die irgendwo in der Umwelt (oder in anderen Kranken) lauern und sich überfallartig Zugang zu unserem Körper verschaffen. Sie infizieren ihn, vermehren sich und verursachen Krankheitssymptome wie Ausschlag oder Fieber.

Manchmal werden Dysbiosen von Infektionen begleitet, weil ein Erreger die momentane Schwäche der Symbionten ausnutzt. Aber in der Regel gibt es keinen Erreger, der *eine* Verursacher existiert nicht. Deshalb sind diese Krankheiten so schwer zu verstehen und zu heilen. Sie gehen mit komplexen und hartnäckigen Verschiebungen und Ungleichgewichten innerhalb eines Holobionten einher, einem Zuwenig an Bakterien hier und einem Zuviel da, mit auffälligen Veränderungen ihrer Artenzusammensetzung, Entwicklungen, die meistens eine lange Vorgeschichte haben und mit vererbten genetischen Dispositionen für das eine oder andere Krankheitsbild einhergehen. Statt von einer Salmonellen- oder Streptokokken-Infektion zu sprechen, müssten wir umständlich zu erklären versuchen, dass unsere Firmicutes-Bakterien auf Kosten der Actinobakterien stark zugenommen hätten, dass andere Gruppen wiederum ...

Solche Zustände, Schwankungen und Erschütterungen im Partnergefüge des menschlichen Holobionten, hat es sicher schon immer gegeben. Aber sie nehmen seit Jahren dramatisch zu, und es mehren sich die Hinweise, dass wir durch unsere Lebensweise an dieser Zunahme nicht ganz unbeteiligt sind. Es geht hier nicht um Bagatellen. Die Menschen haben die früher oft tödlich verlaufenden Infektionskrankheiten (zumindest vorübergehend) besiegt und damit für eine beispiellose Zunahme ihrer Lebenserwartung gesorgt, um sich nun mit neuen, oft langwierigen oder gar chronisch verlaufenden Gesundheitsproblemen konfrontiert zu sehen, die viel schwieriger zu verstehen und zu handhaben sind: Fettleibigkeit oder Adipositas, Diabetes, chronische Darmentzündungen wie Morbus Crohn und Colitis ulcerosa, Refluxösophagitis (Sodbrennen) und Speiseröhrenkrebs, der sich daraus in seltenen Fällen entwickeln kann, Zöliakie (Glutenunverträglichkeit), Asthma, Allergien, Neurodermitis, Autismus.

Viele dieser Krankheiten haben mit Fehlentwicklungen des Immunsystems zu tun, das, wie wir gehört haben, nicht zuletzt im Kontakt des Wirtes zu seinen Darmmikroben reift. Bei anderen, wie etwa Adipositas, wurden Veränderungen im Mikrobiom des Darmes eindeutig nachgewiesen. Diese lassen sich sogar mitsamt der damit verbundenen Symptome auf keimfreie Mäuse übertragen. Wer die Fotos kugelrund gefressener Nager gesehen hat, denen das zweifelhafte Vergnügen zuteil wurde, Darmmikroben fettleibiger Menschen zu erhalten, kann nur staunen. Haben keimfreie Mäuse dagegen Darmbakterien eines schlanken Menschen empfangen, bleiben auch sie, bei gleicher Nahrung wie ihre pummeligen Artgenossen, schlank und rank. Es ist offenbar nicht zuletzt die Zusammensetzung des Mikrobioms, die darüber entscheidet, wie viel Energie der Nahrung entzogen und für den Wirt verfügbar gemacht wird. Wurden die beiden Mäusegruppen im selben Käfig gehalten, blieben alle schlank, weil die Mäuse mit den Mikroben übergewichtiger Menschen von ihren schlanken Artgenossen Arten übernommen hatten, wahrscheinlich, indem sie ihren Kot fraßen.

Mit dem »Konsum hyperhygienischer, in Massen produzierter, in hohem Maße industriell verarbeiteter, kalorienreicher Nahrung«, so der Stanford-Mikrobiologe Justin Sonnenburg, hätten die westlichen Industriestaaten eine Art evolutionären Großversuch gestartet, um herauszufinden, ob und wie schnell sich ihr Mikrobiom an solche – scheinbar – verlockenden Bedingungen anpassen könne. Mäuse, denen man durch Transplantation ein stabiles menschliches Darmmikrobiom verpasst, stellen sich rasch und problemlos von pflanzlicher Low-Fat auf »westliche« High-Fat-/High-Sugar-Diät um. Innerhalb nur eines Tages verändert sich die Struktur des menschlichen Mikrobioms im Mäusedarm, gewinnen andere Stoffwechselwege die Oberhand, werden Gene an- und andere abgeschaltet, und im Ergebnis erhalten die Forscher nach ein paar Wochen einen höheren Anteil fettsüchtiger Mäuse. Das Mikrobiom kann sich also anpassen, aber die Menschen zahlen möglicherweise einen hohen Preis dafür und verlieren auf diesem Weg viele ihrer altbewährten Partner, die für die Verarbeitung modernen High-Energy-Foods nicht mehr gebraucht werden.

Gerade hat das Buch *Missing Microbes: How Killing Bacteria Creates Modern Plagues* in den USA hohe Wellen geschlagen.

Der Verfasser, Martin Blaser, ist nicht irgendwer. Blaser ist Direktor des *Human Microbiome Program* der New York University und Präsident der Infectious Diseases Society of America, der Amerikanischen Gesellschaft für Infektionskrankheiten, ein Mann, der die medizinische Forschung über fast vierzig Jahre an vorderster Front verfolgt und mitgestaltet hat, ein ausgewiesener Experte, der sich als junger Arzt den Kampf gegen Bakterien auf die Fahnen geschrieben hatte und nun nach vielen Jahren der Forschung fürchtet, dass wir uns in unserem Kampf gegen Mikroben bald zu Tode siegen könnten. Deshalb will er, wie er selbst in der Einleitung seines Buches schreibt, »Alarm schlagen«. Etwas läuft schrecklich falsch. Wir seien im Begriff, unseren mikrobiellen Partnern großen Schaden zuzufügen, lautet seine zentrale Aussage. Die in den letzten Jahren zu beobachtende starke Zunahme immunologischer Krankheiten sei eine Folge dieser Fehlentwicklung. Und wenn wir so weiter machten, werde es noch schlimmer kommen.

Natürlich ist das Problem überaus vielschichtig, die Beweislage lässt in vielen Punkten noch zu wünschen übrig, und Blasers Schlüsse überzeugen nicht jeden – wie könnte es bei einem so komplexen Thema auch anders sein? Es geht um die bedenkliche Zunahme der Kaiserschnittgeburten, von der noch die Rede sein wird, und um die vielen Reinigungsmittel, mit denen wir unser Wohnumfeld zu sterilisieren versuchen. »Desinfektionsmittelspender, die früher in Krankenhäusern verwendet wurden, hängen heute in Hotels«, schimpft auch der Kieler Biologe Thomas Bosch. »Das ist doch Wahnsinn.« Und völlig überflüssig. Wir führen unseren Kampf gegen Bakterien an vielen Fronten und mit allen uns zur Verfügung stehenden Mitteln, jeder für sich in seinem eigenen Lebensumfeld, in der industriellen Nahrungsmittelproduktion, in der Landwirtschaft und seit Jahrzehnten schon in der Tierproduktion, wo Antibiotika nicht nur prophylaktisch und in akuten Fällen, sondern auch als Nahrungsmittelzusatz in subtherapeutischen Dosen verabreicht werden, weil die Tiere dabei an Gewicht zulegen. Kein Wunder, dass Antibiotika-Rückstände in Fleisch, Milch und Wasser nachgewiesen worden sind. Selbst Salat wird heute mit Chlorwasser gewaschen, nicht nur in den USA. »In Finnland verwenden wir keine Chlorreinigung«, sagt Marjo Särkkä-Tirkkonen von der Universität Helsinki, die an dem EU-Projekt *QualityLowInputFood* (*QLIF*) beteiligt ist. »Aber die Briten setzen diese in einem solchen Maß ein, dass selbst ihr Kopfsalat nach Chlor riecht, was sie mit Frische assoziieren.«

Mit wissenschaftlichen Erkenntnissen ist ein solches Verhalten nicht zu begründen, im Gegenteil. Studien zeigen, dass nicht ein Zuviel, sondern ein Zuwenig an Mikrobenkontakt zu Problemen führt. Wie sollte es in einer Welt der Holobionten auch anders sein? Leben kann man nicht alleine – und jeder Versuch, daran etwas zu ändern, hat etwas von einem schleichenden Selbstmord an sich.

Eltern reagieren alarmiert, wenn ihre kleinen Kinder wiederholt unter pfeifendem Atem leiden, mit Recht, denn solche Atemschwierigkeiten gelten bei Vorschulkindern mit einer Neigung zu allergischen Reaktionen als Risikofaktor für Asthma. Eine Studie an 560 Großstadtkindern in Baltimore, Boston, New York und St. Louis kam kürzlich zu dem Ergebnis: »In innerstädtischer Umgebung weisen die Kinder, die während ihres ersten Lebensjahres am meisten Kontakt mit spezifischen Allergenen und Bakterien hatten, die geringste Wahrscheinlichkeit auf, unter wiederkehrenden Anfällen von Pfeifatmung (*wheezing*) und allergischer Sensibilisierung zu leiden.« Ein früher gleichzeitiger und intensiver Kontakt zu bestimmten Allergenen und Bakterien sei daher für Kleinkinder von Vorteil.

Die größte Gefahr für das Mikrobiom des Menschen, und gerade für das der Kinder, droht paradoxerweise vonseiten der Medizin. Was Fachleute wie Martin Blaser am meisten beunruhigt, ist der aus dem Ruder laufende Einsatz von Antibiotika. Was uns drohen könnte, wenn diese Schwerter durch ihren bedenkenlosen Einsatz stumpf werden, nennt er einen »antibiotischen Winter«.

Ein Wirt, der über effektive Waffen verfügt und Mikroben auf breiter Front den Kampf angesagt hat, der sich dabei wie ein Elefant im Porzellanladen aufführt und ungewollt das Millionen Jahre alte Zusammenspiel der Partner im eigenen Superorganismus durcheinanderbringt, dürfte ein echtes Novum in der Geschichte des Lebens darstellen. Er hätte ohne Zweifel das Potenzial, zu einer tragikomischen Figur zu werden, die im Glauben, sich abgrenzen und schützen zu müssen, auch die Verbindungen und Äste kappt, die ihn am Leben und bei guter Gesundheit erhalten. Das Ganze erinnert an einen König, der sein gesamtes Volk töten lässt, weil einige wenige Untertanen ihm nach dem Leben trachten. Bis er selbst verhungert, weil niemand mehr für ihn Nahrung produziert.

Die Zahlen sind in der Tat erschreckend. Fettleibigkeit oder Adipositas hat sich zu einer weltweiten Epidemie entwickelt, die nicht nur in Industrieländern grassiert. Nach Angaben der Weltgesundheitsorganisation waren im Jahr 2008 weltweit 1,5 Milliarden Menschen übergewichtig, darunter 200 Millionen Männer und 300 Millionen Frauen, die als adipös gelten.

Nicht wenige davon leben in Ländern, in denen gleichzeitig bittere Armut und Hunger herrschen. In Deutschland ist etwa ein Viertel der Menschen fettleibig, in den USA mehr als ein Drittel, wobei Fachleute befürchten, dass sich dieser Anteil bis 2030 auf 42 Prozent erhöhen wird. Zum ersten Mal seit vielen Jahren wird demnächst die Lebenserwartung in den Industrienationen sinken, verkündete Matthias Blüher am 15. Juni 2014 zur besten Fernsehzeit – kaum dass die Jubelfeierlichkeiten der deutschen Fußballnationalmannschaft vor dem Brandenburger Tor vom Bildschirm verschwunden waren. Professor Blüher, Adipositas-Experte an der Universität Leipzig, begründete diesen Tritt auf die Euphoriebremse mit der starken Zunahme von Adipositas und den damit verbundenen Zivilisationskrankheiten. Noch habe die Gesellschaft gar nicht recht zur Kenntnis genommen, was da auf sie zurolle. Dabei ist Adipositas nicht einmal eine anerkannte Krankheit. Behandlungskosten werden von den Krankenkassen nicht übernommen.

Das ist eine alarmierende Entwicklung. Die laut Martin Blaser »wirklich schockierende Tatsache ist aber, dass diese Akkumulation menschlichen Körperfetts in nur zwei Jahrzehnten« stattgefunden habe. Und in etwa dem gleichen Zeitraum haben auch die anderen »modernen Plagen« drastisch zugenommen: Die Zahl der Kinder, die unter Neurodermitis leiden, hat sich in den Industrienationen verdreifacht; ein Drittel aller britischen Kinder leidet unter Heuschnupfen; in nur zehn Jahren stiegen die Fälle von Asthma unter US-amerikanischen Kindern um 50 Prozent; etwa alle zwanzig Jahre verdoppeln sich in den reichen Ländern die Fälle von Kindheits-Diabetes (Typ 1), eine Autoimmunerkrankung; in Finnland haben sie sich seit 1950 mehr als verfünffacht. Mithilfe von Insulin können diese früher dem Tode geweihten Kinder heute gerettet werden. Doch die Krankheit tritt heute schon bei Kleinkindern auf. Früher lag das Durchschnittsalter bei Stellung der Diagnose bei neun Jahren. »Heute«, beklagt Martin Blaser, »liegt es ungefähr bei sechs Jahren, und manche Kinder bekommen Diabetes, wenn sie drei sind. Aber die Krankheit selbst hat sich nicht verändert, etwas in uns hat sich verändert.«

Und Blaser glaubt die Art der Veränderung zu kennen: Unser Mikrobiom schrumpft oder kommt in unseren Kindern gar nicht erst zur Entfaltung. Schon bei Bagatellinfekten verpassen wir ihnen Antibiotika-Nackenschläge, von denen sich die noch junge Mikrobengemeinschaft nicht mehr erholt, oft wird die Antibiotikakeule sogar noch früher, während der Schwangerschaft und Geburt, geschwungen.

Gerade konnte Martin Blaser mit einem 14-köpfigen Forscherteam nachweisen, dass frühe Störungen des Mikrobioms durch niedrige Dosen von Penizillin schon während der Stillphase oder unmittelbar danach bei Mäusen Wochen später tatsächlich zu einer starken Gewichtszunahme und hohen Anteilen an Körperfett führen. Obwohl das Antibiotikum nur für wenige Wochen verabreicht wurde, blieb der veränderte Stoffwechsel ein Mäuseleben lang erhalten. Dass tatsächlich ein quasi fehlprogrammiertes Mikrobiom für die ungewöhnliche Gewichtszunahme verantwortlich ist, zeigen die von den Forschern durchgeführten Fäkaltransplantationen. Keimfreie Mäuse, die Darmbakterien der übergewichtigen Artgenossen erhielten, legten ebenfalls kräftig zu, obwohl schon lange keine Antibiotika mehr gegeben wurden.

Sind diese Ergebnisse auf den Menschen übertragbar? Ist die starke Zunahme von Adipositas tatsächlich eine Folge veränderter Mikrobiome? Welche Veränderungen des Mikrobioms haben welche Krankheitsbilder zur Folge? Wir wissen es nicht, noch nicht. Die Wissenschaftler stehen bei all diesen Fragen noch ganz am Anfang eines langen Forschungsweges, aber die grundsätzliche Überzeugung vieler Wissenschaftler, dass man im Mikrobiom an der richtigen Stelle sucht, wächst. In den Wechselwirkungen von Darmmikroben, Umwelt und Wirt – davon sind immer mehr Wissenschaftler überzeugt – könnten Erklärungen für viele bislang rätselhafte moderne Krankheitserscheinungen zu finden sein. So kommt eine brandaktuelle Studie zu dem Ergebnis, dass Kaiserschnittgeburten und Antibiotikaeinnahme während der Schwangerschaft das Risiko der Kinder, stark übergewichtig zu werden, beträchtlich erhöhen. Über sieben Jahre untersuchten die Forscher 436 Mutter-Kind-Paare. Hatten die Mütter im zweiten und dritten Drittel ihrer Schwangerschaft Antibiotika eingenommen, trieb das die Chance auf pummelige Nachkommen um 84 Prozent in die Höhe, bei einer Geburt per Kaiserschnitt waren es 46 Prozent.

Antibiotika wirken, glücklicherweise, und sie wirken, nicht nur bildlich gesprochen, wie ein heftiger Schlag in die Magengrube. Das Ergebnis wird innerhalb weniger Tage nach Beginn der Einnahme sichtbar und betrifft etwa ein Drittel aller Darmbakterienarten. Es kommt zu starken Häufigkeitsverschiebungen und einer Abnahme der Artenvielfalt, wobei jeder Mensch, oder besser: jeder Holobiont, anders reagiert.

Schon eine Woche nach dem Absetzen der Medikamente beginnt sich die Darmbakteriengemeinschaft wieder zu erholen, und vier Wochen später ähnelt sie stark dem Ausgangszustand. Manche Bakterien aber sind davon ausgenommen. Sie erholen sich viel langsamer und sind auch nach sechs Monaten noch weit von ihrer ursprünglichen Anzahl entfernt. Obwohl Ausgangs- und Endzustand des Darmmikrobioms sich im Großen und Ganzen ähneln, identisch sind sie nicht. Die Einnahme eines Antibiotikums hat den Darm und seine Mikrobiota in einen anderen Zustand versetzt. Für den Wirt ist das kaum spürbar. Obwohl ihre innere Lebensgemeinschaft im Verlauf der Behandlung heftig durcheinandergewirbelt wurde, klagte keine einzige Versuchsperson über Probleme – für die Forscher eine weitere Bestätigung der funktionalen Redundanz, die innerhalb der Darmmikrobengemeinschaft herrscht. Was dort von unseren kleinen Partnern zu erledigen ist, kann zumeist mehr als nur eine Spezies übernehmen, und in die alten Nischen sind nun zum Teil neue Akteure geschlüpft, Arten, die vielleicht vorher eher am Rand standen. Das Antibiotikum hat die Karten neu gemischt. Was das auf längere Sicht und bei wiederholter Einnahme zu bedeuten hat, ist heute noch nicht zu beantworten.

Tatsache ist aber, dass dieser innere Lebensraum von uns westlichen Wohlstandsbürgern nicht mehr viel mit der dort früher herrschenden Mikrobenwildnis zu tun hat. Er ist eher mit einer Kulturlandschaft zu vergleichen, einer regelmäßig gemähten und überdüngten Wiese. Wie groß der Anteil der Antibiotika an dieser Entwicklung ist, kann niemand beantworten, sie werden aber ihren Teil dazu beigetragen haben. Ein Vergleich mit Menschen aus dem ländlichen Malawi und dem Amazonasgebiet in Venezuela, die nur wenig Kontakt zum westlichen Lebensstil hatten, spricht eine deutliche Sprache. Ihre Mikrobenvielfalt ist erheblich größer, andere Arten dominieren. Maria Gloria Dominguez-Bello, Martin Blasers Ehefrau und selbst eine prominente Mikrobiologin, sieht in deren »lebenssprühenden, hochdiversen und antibiotikanaiven Mikrobiomen« eine mögliche Erklärung, warum Indianer so selten an Allergien, Asthma, Diabetes und Herzkreislauferkrankungen leiden.

•••

Seit Jahren ist bekannt, dass das Risiko, an diesen Leiden zu erkranken, bei Schichtarbeitern und Vielfliegern, die häufig Jetlags erleiden, deutlich erhöht ist. Der Zusammenhang blieb lange Zeit weitgehend rätselhaft, bis Wissenschaftler des Weizmann Institute of Science im israelischen Rehovot sich kürzlich eingehender mit den biologischen Rhythmen der Darmbewohner von Maus und Mensch beschäftigten.

Sowohl die Häufigkeitsverteilung als auch die Aktivität der Darmbakterien ändern sich im Tagesverlauf erheblich. Wenn ein Organismus aktiv ist, sind andere Aufgaben zu erledigen, als wenn er ruht. So nutzen die Mikroben nachtaktiver Nagetiere die hellen Stunden des Tages zur Entgiftung und um die Chemikalien in ihrer Umwelt wahrzunehmen, während in den Nachtstunden Stoffwechselwege dominieren, die dem Energiehaushalt und dem Wachstum, der Verwertung der Nahrung und der Reparatur der DNA dienen.

Andere Aufgaben erfordern oft auch andere Akteure, und so fluktuieren viele Darmmikroben in ihrer Häufigkeit. Sechzig Prozent von ihnen zeigen im Tagesgang ein geregeltes Auf und Ab. Entscheidender Zeitgeber ist dabei nicht das Licht – im Darm ist es immer dunkel –, sondern der Input durch den Wirt, die Nahrungsaufnahme. Erfolgt sie unregelmäßig und zu ungewohnten Zeiten, gerät die biologische Rhythmik der Mikroben aus dem Takt. Die Abstimmung innerhalb des Holobionten stimmt nicht mehr, sowohl zwischen dem Wirt und seinen

Mikroben als auch bei den Mikroben untereinander. Sollten diese Störungen sich häufig wiederholen oder längere Zeit andauern, kann aus der Symbiose, von der die Partner profitieren, eine Dysbiose werden, mit möglicherweise ernsthaften gesundheitlichen Konsequenzen. Eine fettreiche Ernährung führte bei Jetlag-Mäusen, deren Tag-Nacht-Rhythmus alle drei Tage um acht Stunden verschoben wurde (vergleichbar etwa einem Transatlantikflug), zu Übergewicht und Glucoseintolleranz, einer Vorstufe von Diabetes. Übertrug man Darmbakterien dieser Tiere auf mikrobenfreie Mäuse, litten auch diese bald unter erhöhtem Blutzuckerspiegel und nahmen zu. Das Gleiche geschah, als man keimfreien Mäusen Bakterien von Menschen übertrug, die unter echtem Jetlag litten. In deren Darm gewannen vorübergehend Bakterienarten an Bedeutung, die auch bei stark übergewichtigen Personen auffällig sind. Mit einer Lebensweise, die keine Rücksicht auf uralte biologische Rhythmen nimmt, haben unsere Mikroben offenbar ihre Schwierigkeiten.

•••

Martin Blaser und seinen New Yorker Kollegen fielen bei ihren Untersuchungen an Mäusen, die über einige Wochen niedrige Dosen von Penizillin bekommen hatten, charakteristische Veränderungen der Darmschleimhaut auf – ein aufregender Befund, denn er bestätigte Beobachtungen, die einige Jahre zuvor bereits von Patrice Cani in Brüssel gemacht worden waren. Diabetes, Adipositas und andere chronische Krankheiten sind mit leichten Entzündungen im ganzen Körper verbunden, deren molekulare Ursachen bis dahin unbekannt waren. Jetzt sah es so aus, als könnten Darmbakterien eine Erklärung liefern.

Es zeigte sich nämlich, dass fettreiches Junkfood und die durch Antibiotikagabe ausgelösten Veränderungen im Darmmikrobiom zu einer erhöhten Durchlässigkeit der Darmwand führen. Bakterien, deren giftige Stoffwechselprodukte und Proteine können durch die Darmwand in den Blutkreislauf gelangen, dort eine Immunantwort des Wirtes auslösen und schließlich zu einer leichten Entzündung führen, die, ausgehend vom Darm, den ganzen Körper erfasst. Eine solche chronische Entzündung könnte das auslösen, was man unter dem Oberbegriff »Metabolisches Syndrom« zusammenfasst: die Ansammlung von Bauchfett, Bluthochdruck, erhöhten Blutfettwerten und Insulinresistenz – das tödliche Quartett, unter dem 34 Prozent aller Amerikaner leiden sollen. Koronare Herzkrankheiten, Diabetes und Adipositas sind das Resultat, vielleicht auch Krebs.

Doch wodurch wurde das sonst so zuverlässige Darmepithel leckgeschlagen? Wieder eine Frage der Ernährung. Das Darmepithel wird weniger über das Blut versorgt als durch die Fermentationsprodukte im Kolon, dem Dickdarmabschnitt zwischen Blind- und Enddarm, vor allem durch die von Bakterien beim Abbau der Polysaccharide produzierten kurzkettigen Fettsäuren. Die Vielfalt der dort lebenden Bakterien hängt von der Vielfalt der dort ankommenden pflanzlichen Kohlenhydrate ab. »Es gibt Hunderte von verschiedenen Polysacchariden in Pflanzen«, erklärte der Mikrobiologe Justin Sonnenburg dem Journalisten Michael Pollan, einem begeisterten Koch und Gärtner, der für seine Recherchen sogar die eigenen Darmmikroben analysieren ließ. »Und verschiedene Bakterien mögen es, auf unterschiedlichen Polysacchariden herumzumampfen. Der sicherste Weg, deine mikrobielle Diversität zu erhöhen, besteht darin, eine Vielzahl von Polysacchariden zu essen.«

Vollkornprodukte also und verschiedene Obst- und Gemüsesorten.

Wird die übliche westliche Kost verzehrt, die all das nicht oder nur in geringen Anteilen enthält, gibt es für die Bakterien im Kolon kaum noch etwas zu tun. Sonnenburg nennt das: »*Starving our microbial self*«, das Aushungern unseres mikrobiellen Selbsts. Keine Fermentation bedeutet keine kurzkettigen Fettsäuren und damit ein schlecht versorgtes Darmepithel, das daraufhin möglicherweise löchrig wird. So einfach und zugleich so kompliziert könnte es sein. Sollte sich diese Sicht der Dinge bestätigen, könnten Cani, Blaser, Sonnenburg und Co. auf der Spur einer »Großen Vereinigten Theorie der Chronischen Krankheiten« sein, wie Pollan es nennt. Und im Zentrum dieser Theorie stünden dann die Darmmikroben.

Die Mikrobiologen, die Michael Pollan bei seinen Recherchen für die *New York Times* interviewte, waren sehr zurückhaltend, wenn es um konkrete Empfehlungen und Prognosen ging. Das war zwar enttäuschend, aber auch sympathisch, wenn man an die vollmundigen Ankündigungen ihrer molekularbiologischen Kollegen zehn, fünfzehn Jahre zuvor denkt, die sich allesamt als heiße Luft entpuppten. Pollan fand schließlich einen Trick, um doch noch etwas aus ihnen herauszulocken. Er fragte sie, was sie selbst in ihrem Leben verändert hätten, seitdem sie an diesen Themen arbeiteten. Ihre Antwort: Zurückhaltung mit Antibiotika, besonders bei Kindern, daheim keine übertriebene Sauberkeit und die Aufforderung an die lieben Kleinen, draußen und mit Tieren zu spielen, sowie *last but not least* eine Ernährung, die weitgehend auf industrielle Fertigprodukte verzichtet. Klingt eigentlich nicht so, als seien für diese Erkenntnisse zehn Jahre intensiver Mikrobiomforschung nötig gewesen.

4

HOLOBIONTEN INTERN

Pflanzen und Tiere sind Holobionten, Wesen, die sich aus einem gestaltgebenden großen und vielen sehr kleinen Organismen zusammensetzen. Damit ein solches Biokonglomerat zum Vorteil aller beteiligten Lebensformen funktioniert, müssen diese Organismen zusammenfinden, sich erkennen, und sie müssen miteinander kommunizieren, um die Interna des Holobionten zu organisieren und Angriffe feindlicher Mikroben abzuwehren. Dass Symbionten ihre Wirte dabei unterstützen, über Geruchssignale Informationen auszutauschen, haben wir schon gesehen (s. Kap. 2). Darüber hinaus sind aber weitere Kommunikationskanäle zu beachten, je nachdem, wer mit wem Informationen austauscht. Zwischen Wirt und Mikrobe wird möglicherweise anders gesprochen als zwischen den Mikroben untereinander. Eines haben all diese unterschiedlichen Sprachen jedoch gemeinsam: Ihre Worte und Signale sind pure Chemie.

Voraussetzung einer solchen chemischen Kommunikation ist eine längere Phase des gemeinsamen Lernens und Kennenlernens von Sendern und Empfängern – wie sonst sollten die Zellen von Menschen, Hyänen, Steinkorallen oder Sojabohnen verstehen, was Mikroben ihnen mitzuteilen haben? Von der langen Koevolution, die die Organismengemeinschaft eines Holobionten hinter sich hat, war schon mehrfach die Rede. Sie hat diese Gemeinschaft geformt und mehr oder weniger eng zusammengeschweißt. Der Ursprung dieser chemischen Verständigung ist schon sehr alt, denn von so unterschiedlichen Lebewesen wie dem *Homo sapiens* und der Stummelschwanzsepie *Euprymna* werden ähnliche Wege der Kommunikation mit den Partnermikroben beschritten.

Prokaryoten tauschten vermutlich schon auf der Urerde chemische Signale aus, und sie tun es noch heute. Wir Menschen (und alle anderen Lebewesen) sind nicht nur von dem immer komplexer werdenden Wirrwarr elektromagnetischer Wellen umgeben, das wir für unsere eigene Kommunikation und Unterhaltung geschaffen haben, sondern auch von einer Mixtur stofflicher Signale, dem chemischen Mobilfunk des uns umgebenden und durchdringenden Mikrokosmos. Nicht weniger als ein Drittel aller Stoffe, die mit dem Blut durch unsere Körper transportiert werden, stammt von Mikroben. Ihr chemischer Einfluss reicht mithilfe des Kreislaufsystems bis in entlegenste Körperregionen. Experten gehen davon aus, dass er »die Physiologie und den Stoffwechsel weit entfernter Organe und vielleicht andere bakterielle Gemeinschaften beeinflusst«.

Bakterien hatten mehr als zwei Milliarden Jahre Zeit, um ihren Bedürfnissen angepasste Kommunikationswege zu entwickeln, und nichts spricht dafür, dass diese interorganismischen Informationskanäle versagten, als aus den Prokaryoten durch Endosymbiosen neuartige Zelltypen mit Organellen und Zellkern hervorgingen. Falls doch Verständigungsprobleme zwischen den alten und den neuen Mikroben bestanden haben sollten, boten die vielen Hundert Millionen Jahre, die noch bis zur Entstehung komplexerer Lebensformen vergehen sollten, genügend Zeit, sie zu lösen. Daher ist mit großer Wahrscheinlichkeit davon auszugehen, dass die ersten vielzelligen Pflanzen und Tiere den alten prokaryotischen Herrschern der Erde keineswegs verständnislos gegenüberstanden. Sie konnten auf einem altbewährten chemischen Wortschatz aufbauen, um ihn dann im weiteren Evolutionsverlauf zu verfeinern und den Erfordernissen der jeweiligen Holobionten anzupassen.

Wie Holobionten zu ihren Mikroben kommen

Symbiontische Mikroben sind für ihre Wirte nützlich, nicht selten sogar überlebenswichtig. Das ist der Preis, wenn man sich in Abhängigkeit von Partnerorganismen begibt. Steinkorallen bleichen ohne ihre Algen aus, darmlose *Riftia*-Würmer würden ohne ihre chemosynthetisch aktiven Bakterien augenblicklich verhungern, *Euprymna*-Sepien könnten nicht leuchten und würden im Maul irgendeines Räubers enden, Hyänen verstünden die Signale ihrer Artgenossen nicht mehr, und wie es Menschen ergeht, deren Darmflora aus dem Gleichgewicht gerät, hat jeder schon einmal erlebt, der sich als Reisender in fernen Ländern einen hartnäckigen Durchfall zugezogen hat.

Für das Wohlergehen eines Holobionten ist es deshalb von entscheidender Bedeutung, dass die richtigen Partner zueinanderfinden. Am einfachsten wäre das zu gewährleisten, wenn die Eltern ihrem Nachwuchs gleich eine Gründerpopulation der wichtigsten Mikroben mit auf den Lebensweg geben würden. Tatsächlich wird diese vertikale Weitergabe von Symbionten von einer Generation zur nächsten bei immer mehr Tier- und Pflanzenarten beobachtet. Prominente Forscher sprechen schon von einem Paradigmenwechsel: Die Weitergabe der Symbionten durch die Mutter, früher als seltene Ausnahmeerscheinung angesehen, habe sich in den letzten Jahren als bei Tieren nahezu universell verbreitetes Phänomen entpuppt.

Besonders Endosymbionten, die in den Zellen ihrer Wirte leben, nutzen diesen Weg, indem sie sich Zugang zum Plasma der mütterlichen Eizellen verschaffen – oder anders und aus Sicht des Wirts formuliert: indem ihnen Zugang gewährt wird. Vor allem bei Insekten werden viele symbiontische Bakterien wie die eigenen Gene regelrecht vererbt. Japanische Wissenschaftler haben kürzlich auch den ersten Fall einer Weitergabe durch Spermien beschrieben, dabei hatte man diese Variante bislang für nahezu unmöglich gehalten. Eizellen sind groß und bieten viel Platz, in den Köpfen der extrem schnittig gebauten männlichen Keimzellen schien es jedoch zu eng für mikrobielle Passagiere zu sein. Eine als Reisschädling bekannte Zwergzikade und ihre Symbionten zeigen nun, dass es doch funktioniert. Um ihre Reise in die nächste Zikadengeneration anzutreten, zwängen sich bis zu 23 Rickettsien-Zellen in die winzigen Spermienköpfe, und das, ohne die Befruchtungsfähigkeit der Spermien zu beeinträchtigen oder gar deren wertvolle Genomfracht zu beschädigen.

Mom knows best? – Wie der Mensch zum Holobionten wird

Der Mensch folgt beim Erwerb seiner Mikroben einer Mischstrategie. Einen Teil übernimmt er aus der Umwelt, vor allem von den nächsten Familienangehörigen, auch von Haustieren wie Hunden. Die erste und wichtigste Quelle seiner Symbionten aber ist die eigene Mutter. »*Mom knows best*«, überschrieben zwei prominente amerikanische Mikrobiologen ihre Darstellung der mütterlichen Weitergabe von Mikroben. Doch weiß Mama wirklich immer am besten, was ihren Kleinen guttut? Seit einigen Jahren sind leider Zweifel angebracht.

Die Frage, wie der Mensch zu seinen Mikroben kommt, schien seit Langem gelöst. Schon im Jahr 1900 stellte der französische Kinderarzt Henry Tessier fest, dass Kinder (und alle anderen Säugetierbabys) im Bauch der Mutter in einer sterilen Umgebung heranwachsen und ihren ersten Kontakt mit Körperbakterien während der Passage durch den Geburtskanal erleben – ein Dogma, das bis in die heutige Zeit hinein wirkt und die Erforschung dieser Vorgänge nicht unwesentlich behindert hat. Viele Studien der letzten Jahre haben die Wissenschaftler jedoch zum Umdenken veranlasst. Es gilt nun im Gegenteil als sehr wahrscheinlich, dass der Fötus es schon im Mutterleib mit Mikroben zu tun bekommt, ja, dass dieser Kontakt sogar »ein universeller Teil der menschlichen Schwangerschaft sein könnte, der der ersten Inokulation (Beimpfung) mit wohltätigen Mikroben noch vor der Geburt dient«.

Skeptiker könnten darauf verweisen, dass Frühgeburten, weltweit einer der Hauptgründe für Kindersterblichkeit, in hohem Maße mit bakteriellen Infektionen der Gebärmutter korreliert sind, vor allem wenn sie vor der dreißigsten Schwangerschaftswoche erfolgen. Auch Entzündungen der Vagina erhöhen das Risiko einer Frühgeburt. Bakterien im Uterus, das bedeutete Gefahr für das ungeborene Kind, und so wurde viel Forschungsenergie darauf verwendet, die bakteriellen Schuldigen zu ermitteln.

Dabei hat man jedoch vernachlässigt, sich mit den Verhältnissen während einer problemlos verlaufenden Schwangerschaft und Geburt zu beschäftigen. Mittlerweile haben mehrere Studien bei gesunden Müttern und Kindern, die keinerlei Anzeichen einer Entzündung aufwiesen, in der als steril geltenden mütterlichen Umgebung Bakterien aufgespürt: im Blut der Nabelschnur, in Membranen des Fötus, im Fruchtwasser und im Mekonium, dem sogenannten »Kindspech«, einer schwärzlichen Darmausscheidung von Neugeborenen, die in den ersten beiden Tagen nach der Geburt abgegeben wird.

Offenbar kommt es darauf an, mit welchen Bakterien das Baby im Mutterleib Kontakt hat. Die, die bei den gefährlichen Uterusinfektionen auftreten, entstammen meist der normalen weiblichen Scheidenflora. Zum denkbar ungünstigsten Zeitpunkt und am falschen Ort können sie zur Bedrohung von Mutter und Kind werden. Im Kindspech fanden sich jedoch vor allem Darmbakterien, wie man sie in ähnlicher Zusammensetzung noch bei mehrere Monate alten Kleinkindern, nicht aber bei Erwachsenen findet, und das, obwohl die Proben unmittelbar nach der Geburt genommen wurden und die Babys noch keine Muttermilch getrunken hatten.

Wie können Darm- und Mundbakterien der Mutter in den Fötus und die Muttermilch gelangen? Woher stammen die ersten im Kindspech nachgewiesenen Darmbewohner?

Spanische Forscher näherten sich dieser Frage mit einem genetischen Trick. Sie isolierten Darmbakterien der Gattung *Enterococcus* aus der Milch gesunder Mütter und markierten sie mit einer bestimmten DNA-Sequenz, um die Zellen später wieder identifizieren zu können. Dann verfütterten sie die so präparierten Mikroben zusammen mit einer kleinen Menge Milch an schwangere Mäusemütter, deren Babys schließlich unter sterilen Bedingungen per Kaiserschnitt zur Welt gebracht wurden. Um jegliche Kontamination zu vermeiden, entnahmen die Forscher unmittelbar danach eine Probe aus dem Inneren des Darms und übertrugen sie auf mehrere Kulturmedien. Würden die markierten Bakterien im Mekonium wieder auftauchen? Die Forscher fanden sie – ein eleganter Nachweis, dass Bakterien aus dem Darm der Mutter tatsächlich über die Plazentaschranke, die das Blut von Mutter und Kind trennt, in das Verdauungsorgan ihrer ungeborenen Nachkommen gelangen können. Wie ist das möglich? Das einschichtige Epithel, das den Darminnenraum auskleidet, ist für Bakterien nahezu undurchdringlich.

Mailänder Wissenschaftlern um die Immunologin Maria Rescigno gelang Anfang des neuen Jahrtausends die möglicherweise entscheidende Entdeckung. Es sind nicht die Bakterien, die sich irgendwie durch die Darmwand bohren, sondern spezielle Zellen des Wirtes, die die festen Verbindungen zwischen den Epithelzellen lösen (und wieder verschließen) können, um im Darmlumen mit langen Fortsätzen aktiv nach Bakterien zu fischen und sie sich einzuverleiben. Diese dendritischen Zellen, die beweglich sind und durch ihre Fortsätze eine typische sternförmige Gestalt besitzen, wurden erstmals 1973 durch Ralph Steinman beschrieben, eine Entdeckung, die dem gebürtigen Kanadier im Jahr 2011 den Nobelpreis für Medizin eintrug. Tragischerweise war Steinman drei Tage vor Bekanntgabe der Preisträger an einer Krebserkrankung gestorben. Er bekam den Preis postum.

Dendritische Zellen findet man in allen Schleimhäuten und Oberflächengeweben des Körpers, also überall dort, wo Kontakt mit gefährlichen Mikroben droht. Für den Organismus haben sie eine herausragende Bedeutung, weil sie die spezifische

Immunabwehr auf den Plan rufen können und gleichzeitig helfen, Immunreaktionen gegen körpereigene Antigene zu unterdrücken.

Seit Maria Rescigno und ihre Kollegen ihnen beim Bakterienfischen zusahen, gelten sie gleichzeitig als die einzigen Zellkandidaten, die für einen Darmbakterientransfer innerhalb des mütterlichen Körpers sorgen könnten, zunächst zu lymphatischen Organen, dann über den Blutkreislauf bis in die Plazenta ... und durch sie hindurch in den Fötus. Untersuchungen an Mäusen deuten sogar darauf hin, dass dieser Bakterientransport während der Schwangerschaft stark zunimmt. Der Mutterholobiont rekrutiert aus seinem Symbiontenbestand die Gründerpopulation für sein Kind.

•••

Wahrscheinlich werden Menschen- und andere Säugetierkinder also schon im Leib der Mutter auf das vorbereitet, was sie »draußen« erwartet. Möglicherweise schützt diese bakterielle Erstausstattung das Neugeborene auch gegen Infektionen durch weniger freundliche Mikrobenstämme. Eine massive Bakteriendusche erfolgt dann während der Passage durch den Geburtskanal, bei der das Baby quasi eine probiotische Ganzkörperbehandlung mit der mütterlichen Vaginal- und Enddarmflora erfährt. Auch wenn die Neugeborenen nach dieser Tortur gesäubert werden, viele Bakterien bleiben im Mund, in Hautfalten, Ohrmuscheln und anderen Körperteilen erhalten, um sich von dort bald über den kleinen neuen Wirt auszubreiten, und die zarte Haut des Babys saugt sie auf wie ein Schwamm.

Später, mit jeder Berührung und vor allem während des intimen Stillens an der Brust, gesellen sich die Hautbakterien der Mutter dazu. Mit jedem liebevollen Kuss auf die Wangen des Kindes überträgt sie die Bakterien ihres Mundes. Ihre Milch, die man früher ebenfalls für steril hielt, übernimmt den nächsten Part. Heute weiß man, dass sie alles andere als keimfrei ist, sondern das Baby mit bis zu 600 Bakterienarten versorgt, die kurz nach der Geburt von Milchsäurebakterien, sechs Monate später aber vor allem von Arten der Darm- und Mundflora dominiert werden. Die Mutter liefert also nicht nur eine Gründerpopulation für die kindliche Darmflora, sondern bereitet das Baby ein halbes Jahr später auch auf die feste Nahrung vor, die es bald zu sich nehmen wird. Ihre Milch enthält auch Harnstoff. Er könnte den Bakterien als Stickstoffquelle dienen, damit das Kind nicht mit seinen eigenen Darmbewohnern um den wertvollen Ausgangsstoff konkurrieren muss.

Erstaunlicherweise besteht die nach Fetten und Milchzucker drittgrößte Fraktion der Muttermilch aus Zutaten, die das Kind gar nicht verwerten kann. Es handelt sich um über 200 verschiedene kurzkettige Kohlenhydrate, sogenannte »Oligosaccharide«. Was sich zunächst wie ein evolutionärer Unfall anhört, entpuppt sich mehr und mehr als ein weiteres faszinierendes Kapitel mütterlicher Fürsorge, die dem Kind und seinem sich entwickelnden Mikrobiom gilt. Lars Bode, ein deutscher Wissenschaftler, der eine Arbeitsgruppe an der University of California leitet, hält diese Stoffe für so wichtig, dass er seinem Fachaufsatz zum Thema eine gänzlich unwissenschaftliche Überschrift verpasste, die man nicht übersetzen muss: »*Every baby needs a sugar mama*«.

Offenbar sind die *Human Milk Oligosaccharides*, kurz HMOs, nämlich nicht für das Baby gedacht, sondern für Mikroben in seinem Darm. Sie unterstützen die Ansiedlung bestimmter Bakterienarten und halten andere daraus fern. Den einen dienen sie als Nahrung, den anderen täuschen sie eine Bindungsalternative vor. Denn um ihre verhängnisvolle Wirkung zu entfalten, müssen pathogene Bakterien an bestimmten Zuckermolekülen in den Membranen der Darmepithelzellen andocken. Sind im Darm aber HMOs präsent, besetzen sie die für das Anlegemanöver erforderlichen Rezeptoren der Bakterien, verhindern so deren Kopplung an die Darmzellen und sorgen dafür, dass die potenziellen Störenfriede mit dem nächsten Stuhlgang in der Windel landen. HMOs sind also nicht nur »*food for bugs*«, wie es eine Zeit lang hieß. Dieser Tage gelang es erstmals, die wunderbaren Zuckermoleküle auch im Blut der Babys nachzuweisen. Was andere Studien schon vermuten ließen, scheint sich damit zu bestätigen. Mithilfe des Blutkreislaufs können HMOs ihre segensreiche Wirkung im ganzen Körper des Kindes entfalten. Sie wirken entzündungshemmend und bewahren das ohnehin strapazierte Immunsystem der Kinder vor Überreaktionen.

Babys, die mit der Flasche aufgezogen werden, müssen ohne diese Unterstützung auskommen. Zwar hat die Industrie ihrer Ersatznahrung einige Oligosaccharide beigemischt, die zum Teil komplexen Verbindungen, die die Forscher nun in der Muttermilch aufgespürt haben, sind aber nur mit sehr großem Aufwand zu synthetisieren, was die Produkte unerschwinglich teuer machen würde. Nun sucht man in Kuhmilch danach, unglücklicherweise ist deren Gehalt an HMOs jedoch viel geringer. Eine andere Möglichkeit böte die biotechnologische Herstellung mithilfe gentechnisch veränderter Bakterien. Auch daran wird gearbeitet.

Besonders für Frühchen wären solche Produkte ein Segen. Bis zu sieben Prozent entwickeln eine lebensbedrohende Krankheit, die sogenannte »Nekrotisierende Enterokolitis«. Dabei wird das Darmepithel zerstört und bakteriellen Infektionen Tür und Tor geöffnet. So schrecklich, wie der Name klingt, kann auch das werden, was auf diese kleinsten aller Patienten zukommt, viele sterben. Auch reifgeborene Kinder können daran erkranken. Noch sind die Ursachen nicht geklärt, der fatalen Entzündung scheint aber eine Veränderung der Darmflora vorauszugehen. Muttermilch senkt das Erkrankungsrisiko erheblich, doch was ist, wenn die eigene Mutter keine oder nicht genug Milch produziert? Und bei Müttern von zu früh geborenen Kindern hat sie oftmals noch nicht die optimale Zusammensetzung. Der Neonatologe Mark Underwood und der Mikrobiologe David Mills, zwei kalifornische Kollegen von Lars Bode, konnten zeigen, dass ein bestimmtes HMO das in Aufruhr befindliche Gedärm von Rattenbabys beruhigt. Seitdem sehnen die beiden den Tag herbei, an dem mit Oligosacchariden angereicherte Milch ihrer Mütter den Kindern helfen wird, die schwere Krankheit zu überstehen.

Doch die bemerkenswerte mütterliche Vorsorge geht noch darüber hinaus. Zunächst gilt sie der Mutter selbst, ihrem während der Schwangerschaft und Stillzeit steigenden Kalorienbedarf. Die Mikrobengesellschaft ihres Darmes verändert sich, um mehr Energie zur Verfügung stellen zu können, was sich in höheren Blutzuckerwerten und einigen hartnäckigen Fettpölsterchen äußert, die ehemals schlanken Frauen während und nach der Schwangerschaft zu schaffen machen. Als eine Forschergruppe fäkale Bakterien schwangerer Frauen in den Darm keimfreier Mäuse transplantierte, zeigte die Reaktion der Tiere große Unterschiede, je nachdem, wann diese Bakterien gewonnen wurden. Befanden sich Frauen im letzten Drittel ihrer Schwangerschaft, legten die Mäuse deutlich stärker an Gewicht zu und besaßen einen höheren Blutzuckerspiegel.

Dann, in Vorbereitung der kommenden Geburt, verändert sich auch die Zusammensetzung der mütterlichen Scheidenflora. Die bakterielle Vielfalt in der Vagina nimmt insgesamt ab, dafür blühen bestimmte *Lactobacillus*-Arten auf. Auch wenn ein Beweis kaum zu führen sein wird, wer wollte bestreiten, dass diese Umstellung dazu dient, das Kind während des Geburtsvorgangs mit den Bakterien auszustatten, die es für die Verdauung seiner Muttermilch-Diät brauchen wird. *Lactobacilli* spalten Milchzucker, um Energie zu gewinnen. Sie sind genau die Unterstützung, die ein Säugetierbaby braucht, um das nahrhafte Sekret der Mutter verwerten zu können.

Wer sich vor Augen führt, welche komplexen Abstimmungsprozesse zwischen dem mütterlichen Organismus und seinem Mikrobiom dieser vorausschauenden Fürsorge zugrunde liegen müssen, kann darüber nur ehrfürchtig staunen. Nichts scheint hier dem Zufall überlassen zu sein. Dabei wird deutlich, welchen Stellenwert der Organismus der Mutter dem Symbiontenerwerb des Kindes beimisst. Es geht nicht nur darum, das Baby in die Lage zu versetzen, problemlos Nahrung zu sich zu nehmen. Durch die frühzeitige Versorgung mit wohltätigen Mikroben erhalten diese einen Entwicklungsvorsprung, und jeder von ihnen im Kind eingenommene Platz verringert die Gefahr, dass dort pathogene Keime Fuß fassen. *Lactobacilli* sind mit antibiotisch wirksamen Substanzen bewaffnet, die konkurrierende Bakterienarten fernhalten. Zusammen mit der ersten Milch der Mutter, dem Kolostrum, das reich an Antikörpern ist, erhält das empfindliche Neugeborene den Schutz, den es in den ersten Lebenstagen braucht.

•••

Nach der Geburt wird aus dem Fötus ein kindlicher Holobiont, zweifellos ein einschneidender Vorgang für das gerade erst geborene Wesen. Es wird etwa drei Jahre dauern, bis das Mikrobiom ausgereift ist und seine individuelle Gestalt angenommen hat. Für das Kind und seine Mikroben sind es drei turbulente und entscheidende Jahre. Wie wichtig diese Zeit für die Etablierung einer gesunden Darmflora ist, zeigt eine aktuelle Studie an schwer mangelernährten Kindern. Die kleinen Bangladescher im Alter von sechs bis zwanzig Monaten nahmen zwar kräftig zu, als man sie im Krankenhaus mit den bei solchen Behandlungen üblicherweise verwendeten Medikamenten und Nährstoffpräparaten aufpäppelte. Auch die Vielfalt ihrer Darmbewohner wurde größer. Doch nach dem Ende der Behandlung fiel sie schnell wieder auf das verarmte Ausgangsniveau zurück. Die Kinder wuchsen kaum und blieben kleiner und leichter als ihre Altersgenossen. Werden in den ersten Lebensmonaten nicht die Grundlagen für ein gesundes Miteinander von Wirt und Mikroben gelegt, drohen unter Umständen lebenslange Konsequenzen.

Alle Eltern wissen, dass dieser Prozess am Anfang nicht ohne Komplikationen vonstattengeht. Man muss sich nur klarmachen, was neugeborene Babys in den ersten Lebenstagen und -wochen zu leisten und zu ertragen haben, um für ihr Geschrei viel Verständnis aufzubringen. Konfrontiert mit ungewohnten Geräuschen, Empfindungen und Lichtern, muss sich ihr kleiner Körper daran gewöhnen, selbst über die Lunge zu atmen, er muss eine deutlich kühlere Umgebung aushalten und sich von kontinuierlicher Ernährung über die Nabelschnur auf eine gelegentliche und noch dazu anstrengende Nahrungsaufnahme umstellen ... und wird gleichzeitig von mehreren Hundert Bakterienarten besiedelt, mit denen er zuvor noch keinen Kontakt hatte. Für das sich gerade erst entwickelnde Immunsystem des Babys bedeutet diese Begegnung Schwerstarbeit. Es muss lernen, zwischen Freund und Feind zu unterscheiden. Die oben erwähnten HMOs, die das Baby mit der Muttermilch erhält, unterstützen es dabei.

Natürlich laufen diese erstaunlichen Prozesse zwischen Mutter und Kind völlig unbewusst ab und entziehen sich der Kontrolle durch die schwangere Frau oder ihre Ärzte. Bei der Entscheidung, wie die Geburt vonstattengehen soll, haben angehende Mütter allerdings ein Wörtchen mitzureden, und leider entscheiden sie (und ihr Umfeld einschließlich der Ärzte) sich immer häufiger dafür, ihre Babys per Kaiserschnitt auf die Welt zu bringen. Es würde hier zu weit führen, die vielfältigen Gründe für diese weltweit zu beobachtende Entwicklung zu diskutieren, Tatsache ist jedenfalls, dass Kaiserschnitt-Geburten seit Jahren stark zunehmen – eine weitere Front unseres selbstmörderischen Krieges gegen die eigenen Mikroben.

Schon 1985 stellte die Weltgesundheitsorganisation fest: »In keinem Gebiet (der Erde) gibt es eine Rechtfertigung für Kaiserschnittraten über 10 bis 15 Prozent.« Doch in 69 Staaten der Erde kommen heute deutlich mehr als 15 Prozent aller Kinder per Kaiserschnitt auf die Welt. In vielen Ländern, einschließlich der USA und der Bundesrepublik Deutschland, ist es ein Drittel, in China und Brasilien sogar fast die Hälfte und in der italienischen Hauptstadt Rom, wo der Kaiserschnitt vor 2000 Jahren wahrscheinlich erfunden wurde (damals starben die Mütter an den Folgen der Operation), sind es unglaubliche 80 Prozent, doppelt so viel wie im Rest des Landes. Im krassen Gegensatz dazu erblicken in den Niederlanden noch immer fast neun von zehn Kindern auf natürlichem Weg das Licht der Welt.

Schon diese enormen Unterschiede von Land zu Land zeigen, dass es nicht um medizinische Gründe gehen kann. Nicht nur, dass diese Entwicklung viel Geld verschlingt – laut dem Weltgesundheitsbericht verursachten die mehr als 85 000 unnötigen, sprich: medizinisch nicht begründeten Kaiserschnitte, die 2008 in Deutschland durchgeführt wurden, Kosten in Höhe von gut 72 Millionen US-Dollar, in den USA waren es fast zehn Mal so viel –, viele Wissenschaftler zeigen sich auch zunehmend besorgt. Denn Menschen, die per Kaiserschnitt geboren wurden, besitzen ein höheres Risiko, an Allergien, Asthma oder Typ 1 Diabetes zu erkranken, und leiden häufiger unter Fettleibigkeit, chronischen Darmentzündungen und Glutenunverträglichkeit (Zöliakie).

Die Ergebnisse mehrerer großer Studien belegen, dass die Art der Geburt großen Einfluss auf die Besiedlung des Babys mit Darm- und Hautbakterien hat, und nach allem, was wir über den Symbiontenerwerb bei Kindern erfahren haben, kann das auch nicht verwundern. Während das Mikrobiom nach einer natürlichen Geburt in allen Lebensraumnischen ihres kleinen Körpers vor allem der mütterlichen Scheidenflora entstammt, werden per Kaiserschnitt zur Welt gebrachte Babys vornehmlich von Hautbakterien besiedelt. Diese stammen weniger von der Mutter als von Ärzten und Krankenhauspersonal, den Personen, die mit den Neugeborenen umgehen. Die Bakteriengemeinschaft dieser Kinder hat mit der ihrer Mütter so viel gemein wie mit der eines Fremden. Die raffinierte mütterliche Vorsorge, die uns eben noch so in Erstaunen versetzt hat, wird bei Kaiserschnittgeburten schlicht ausgeschaltet. Dabei gilt als sicher, »dass wohltätige Bakterien das Immunsystem der Babys trainieren und daher entscheidend für eine gesunde immunologische und metabolische Programmierung sind«.

Natürlich gleichen sich die Bakterienfloren der auf so verschiedene Weise geborenen Kinder mit der Zeit an, Unterschiede sind aber noch über Monate, mitunter sogar über Jahre nachweisbar, und vieles spricht dafür, dass diese ungleichen Startbedingungen Folgen für das ganze Leben haben können. Offenbar sind die aus der Vagina der Mutter stammenden Bakterien viel eher dazu imstande, eine Immunreifung des Neugeborenen auszulösen, als das, was Kaiserschnitt-Kinder mit auf den Lebensweg bekommen. »Wahrscheinlich haben Tausende von Jahren der Weitergabe von vaginalen und fäkalen Bakterien während der Geburt spezifische Mensch-Mikroben-Interaktionen produziert, die wichtig für die Darmentwicklung des Neugeborenen sind«, stellen Lisa Funkhouser und Seth Bordenstein fest, zwei angesehene amerikanische Mikrobiologen der Vanderbilt University in Nashville. Ähnliches gilt womöglich auch für die vielen Bakterien, die das Kind mit der Muttermilch aufnimmt. Werden Babys gestillt, sinkt das Risiko von Diabetes, Fettsucht und Durchfallerkrankungen.

Es ist zu bezweifeln, dass alle Frauen, die sich für einen Kaiserschnitt entscheiden, in vollem Umfang über diese Gefahren aufgeklärt wurden. Natürlich wäre es unseriös, die später im Leben drohenden chronischen Leiden ausschließlich mit der Art des Symbiontenerwerbs in Zusammenhang zu bringen. Eine Geburt ist ein einschneidendes und komplexes Ereignis, das sicher in mehr als nur einer Hinsicht Weichen stellt. Trotzdem scheint es überfällig und dringend angeraten, dass die Bedeutung der Mikrobenübertragung bei der Entscheidung für oder gegen eine natürliche Geburt größere Berücksichtigung findet. Der Mensch ist ein Holobiont, der mit Unterstützung durch die Mutter während seiner Geburt und den Wochen danach erste Gestalt annimmt. Es ist höchste Zeit, dieses neu gewonnene Wissen in medizinische Praxis umzusetzen.

Setzt sich der Trend zur Kaiserschnittgeburt weiter fort wie bisher, bleibt eigentlich nur ein Weg, um dieses Problem zu lösen. Man muss die Defizite der so geborenen Kinder durch probiotische Methoden ausgleichen. Je mehr man über die Besiedlungsprozesse während der Geburt herausfindet, je besser man das gesunde Mikrobiom von Babys und Kleinkindern kennt, desto zielgenauer könnten bestimmte Schlüsselbakterienarten verabreicht werden, um gesundheitliche Probleme im späteren Leben abzuwenden.

Die in New York arbeitende Venezolanerin Maria Dominguez-Bello, eine Expertin für das frühkindliche Mikrobiom, bevorzugt eine andere, geradezu archaisch anmutende Methode, deren Wirksamkeit sie gerade erforscht. Während des Kaiserschnitts wird der Frau eine sterile Kompresse in die Vagina eingeführt. Die dort für das Baby vorbereitete Bakteriengesellschaft wird anschließend auf das Neugeborene übertragen, indem man es nach dem Kaiserschnitt mit der kontaminierten Kompresse einreibt. Empfehlen kann Maria Dominguez-Bello diese Methode noch nicht, dazu wisse man einfach noch zu wenig. »Aber ich sag's mal so: Wenn ich das, was ich heute weiß, damals, als meine Tochter per Kaiserschnitt zur Welt kam, gewusst hätte, hätte ich es selber mit ihr gemacht.«

Die Strippenzieher

In seinem Buch *Parasitus Rex* erzählt der bekannte amerikanische Wissenschaftsautor Carl Zimmer unter anderem von Wölfen und Elchen. Die Kräfteverhältnisse scheinen auf der Hand zu liegen. Der Elch ist ein stattliches Tier, aber gegen ein Rudel Wölfe hat er keine Chance. Der Räuber sorgt für gesunde Populationen, indem er die schwächsten Tiere schlägt, und ist seinerseits von der Häufigkeit der Beute abhängig. Wolf frisst Elch. So ist der Lauf der Dinge – zumindest da, wo der Mensch beide am Leben gelassen hat.

Werfen wir einen Blick ins Innere der beiden Kontrahenten. Haut, Muskeln, Blutgefäße, Nerven, Knochen, Eingeweide ... Da! Im Darm des Wolfs stoßen wir auf etwas Ungewöhnliches: Bandwürmer. Verwandte Arten, die auch in Menschen leben, können meterlang werden, diese hier sind aber auch im ausgewachsenen Zustand nur wenige Millimeter groß, die kleinsten ihres Geschlechts. Die Bandwurmzwerge beeinträchtigen das Raubtier kaum, sie scheiden aber Unmengen an Eiern aus, die über den Wolfskot ins Freie gelangen.

Der Elch hat keine Bandwürmer im Darm, überall in seinem Körper stoßen wir aber auf seltsame rundliche Knoten. Wir schneiden sie auf und unter dem Mikroskop finden wir sie dann wieder: winzige Babybandwürmer, Dutzende, in Wartestellung. Sie warten darauf, in einen Wolfsdarm zu gelangen, um dort erwachsen und geschlechtsreif zu werden.

Es geht also gar nicht nur um Wolf und Elch. Ein Dritter ist im Spiel, ein Parasit, und er überlässt sein Schicksal nicht dem Zufall. Wenn ein Elch mit der Pflanzennahrung Bandwurmeier zu sich nimmt, schlüpfen in seinem Inneren winzige Larven, die sich durch die Darmwand bohren und dann durch den Körper wandern. Vor allem in der Lunge wachsen sie zu Zysten heran, jenen knotigen Gebilden, die uns bei der Präparation auffielen. Sie zerstören Bronchien und Blutgefäße und verwandeln einen kräftigen Elch früher oder später in einen kurzatmigen, keuchenden Schatten seiner selbst, in potenzielle Wolfsbeute. Vielleicht lassen die Bandwürmer den Elch mit dem Atem sogar einen Lockstoff ausstoßen, der die Wölfe zu ihrer geschwächten Beute führt.

»Das Lichten der Herde durch Raubtiere ist eine Illusion«, stellt Carl Zimmer fest und wir müssen schlucken ob dieser Zumutung. Aber es stimmt: Beide, Räuber und Beute, sind Wirte desselben Parasiten. Am Ende bekommt der Räuber seine Mahlzeit und der Parasit, der im Hintergrund die Fäden zieht, gelangt ans Ziel seiner Träume, in den Endwirt – nur für den Elch gibt es kein Happy End.

Ein Duftstoff, der Wölfe zu ihrer Elchbeute lockt, ist bislang nicht nachgewiesen, es könnte ihn aber durchaus geben. Um ihre komplizierten Lebenszyklen zu durchlaufen, stellen Parasiten mit ihren Wirten die abenteuerlichsten Dinge an. Viele benötigen neben ihrem Endwirt, in dem sie geschlechtsreif werden, ein oder zwei Zwischenwirte, und diese werden derart manipuliert, dass sie sich in lebende Köder für das nächste Glied der Kette verwandeln.

Gelangen zum Beispiel Eier des Kleinen Leberegels in Schnecken, den ersten Zwischenwirt, schlüpfen winzige Larven, die durch den Körper wandern, sich vermehren und schließlich in die Atemhöhle der Schnecke gelangen, wo sie wie alle Fremdkörper, die dort landen, eingeschleimt und in Gestalt kleiner Schleimbällchen ausgeschieden werden, ein Leckerbissen für Ameisen, den zweiten Zwischenwirt. Ist eine Ameise so unvorsichtig, die Schleimballen zu fressen, nimmt sie damit zahlreiche Larven des Kleinen Leberegels auf, von denen eine in ihr Gehirn wandert und sich dort an die mentalen Schaltknüppel setzt. Die Ameise zeigt daraufhin ein ungewöhnliches Verhalten. Statt wie ihre Artgenossinnen abends ins Nest zurückzukehren, erklimmt sie einen Grashalm, erleidet bei kühlen nächtlichen Temperaturen an dessen Spitze einen unwiderstehlichen Beißkrampf und wird so unfreiwillig zur Frühstücksfleischbeilage für das anvisierte Ziel, ein Schaf, eine Kuh oder ein anderes grasendes Säugetier, den Endwirt. Parasiten verwandeln scheue Tiere in mutige Entdecker, erwecken bei Ratten ein starkes Interesse an Katzenurin und lassen Fische direkt unter der Wasseroberfläche übermütige Tänze ausführen, in Reichweite der Schnäbel ihrer Vogelendwirte.

Auch wir werden manipuliert. Der Medinawurm, ein bis zu ein Meter langes Parasitenungetüm, muss seine Nachkommen ins Wasser entlassen, wo in Gestalt eines kleinen Ruderfußkrebses der Zwischenwirt lebt. Also kriecht der Fadenwurm in die Beine des von ihm befallenen Menschen und erzeugt dort heftig brennende Blasen, die in seinem Wirt den Wunsch nach Kühlung wecken. Der Mensch strebt zum Wasser. Dort platzt die Blase, und die Wurmmutter entlässt ihre Nachkommen. Seit man den Bewohnern der betroffenen Gebiete erklärt hat, dass sie nicht ins Wasser gehen dürfen, wenn der Medinawurm ins Freie drängt, und dass sie ihr Trinkwasser filtrieren oder abkochen müssen, um die Aufnahme der Krebse zu vermeiden, ist der Parasit auf dem Rückzug. Gab es in den 1980er-Jahren noch mehrere Millionen infizierte Menschen, wurden im Jahr 2013 weltweit nur noch 148 Fälle registriert.

Der Erreger der Malaria, weder Bakterium noch Virus, sondern ein fieser eukaryotischer Einzeller namens *Plasmodium,* manipuliert seine Wirte auf subtilere Weise. Etwa zehn bis zwanzig Tage nach der Ansteckung verändert er den Geruch seines Opfers, mit dem Ergebnis, dass besonders viele Überträgermücken angelockt werden. Forscher konnten bei Versuchsmäusen in dieser Phase der Krankheit eine erhöhte Sekretion leicht flüchtiger Substanzen nachweisen. Bei bestimmten Duftkomponenten kam es außerdem zu Mengenveränderungen. *Plasmodium* hat ein neues Opfer gefunden, sich in dessen Leber- und Blutzellen vermehrt und ruft nun, per Duftsignal, seine Überträger herbei, ohne die er sich nicht verbreiten kann. Unklar ist, ob Hautbakterien dafür verantwortlich sind, die ja in erster Linie für den Körpergeruch sorgen. Geht den Duftveränderungen ein Dialog zwischen Mikroben voraus? Manipuliert der Malaria-Erreger den Wirt, indem er sich mit dessen Mikroben in Verbindung setzt? Neueste Forschungsergebnisse deuten darauf hin, dass sich auch andere Erreger dieser Methode bedienen, um Überträger, sogenannte »Vektoren«, anzulocken. Warum also sollten es die Bandwürmer in der potenziellen Wolfsbeute nicht genauso machen? Die Entdeckung der Geruchsveränderung ist auch von medizinischem Interesse, denn möglicherweise ergeben sich daraus neue Ansatzpunkte für eine Bekämpfung und Diagnose dieser Krankheiten.

•••

Zugegeben, in all diesen Fällen geht es nicht um freundliche Mikroben, sondern um vielzellige Parasiten, vom Malaria-Erreger abgesehen. Eines können wir aus diesen Geschichten aber für unser Thema lernen: Auch sehr kleine Wesen können mit vergleichsweise riesigen Wirten erstaunliche Dinge anstellen. Sie verfügen über Mittel und Wege, sie in ihrem Sinne zu manipulieren.

Von Körpermikroben ist Derartiges sicher nicht zu befürchten, schließlich gelten sie zum größten Teil als Symbiosepartner, mit denen wir und die anderen Holobionten eine Liaison zum gegenseitigen Vorteil eingegangen sind. Da werden sie uns doch nicht hintergehen und ...

Machen wir uns nichts vor. Sie tun es, wenn auch nicht mit so katastrophalem Ausgang wie in den oben aufgezählten Beispielen. Was der Malaria-Erreger zustande bringt, schaffen natürlich auch Symbionten. Ziel ihrer Manipulation ist es nicht, die Zwischenwirte zu einer leichten Beute ihrer Endwirte zu machen. Sie protestieren? Ich verstehe und teile natürlich Ihr Unbehagen. Wer will schon manipuliert werden? Wollen uns Mikrobiologen etwa weismachen, wir seien nichts als Marionetten, die an unsichtbaren Fäden unsichtbarer Mikroben hängen?

Vielleicht sollten wir in diesem Zusammenhang ganz auf das Wort »Manipulation« verzichten und stattdessen neutral »Einflussnahme« sagen, um den negativen Beigeschmack loszuwerden. Im Gegensatz zu den genannten Beispielen ist die Einflussnahme der Symbionten im Interesse des Ganzen, des Holobionten, und dient nicht dem Wohl eines feindlich gesinnten Angreifers. Die meisten bekannten und näher untersuchten Fälle sind eher harmloser Natur und haben mit der Aufnahme und Beherbergung von wichtigen Partnerorganismen zu tun. Es geht dabei um die innere Organisation eines Holobionten, und um eine solche aufzubauen und zu erhalten, müssen die Partner miteinander kommunizieren und auf die biologischen Prozesse des jeweils anderen einwirken können. Im Zusammenhang mit dem Mikrobiom der Pflanzen sind wir schon einmal darauf gestoßen. Pflanzen verwenden chemische Signale ihrer Bakterien. Diese wiederum setzen Pflanzenhormone ein. Natürlich ist das ein heikler Zustand. Wie in jeder guten Beziehung müssen sich die Partner ein Stück weit öffnen und machen sich damit angreifbar. Deshalb die ausgeklügelten Vorsichtsmaßnahmen bei der Kontaktaufnahme.

Doch ein so komplexes, aus verschiedenen Organismen zusammengesetztes Gebilde funktioniert nur, wenn die biologischen Rädchen der beteiligten Arten ineinandergreifen. Ein gewisses Maß an gegenseitiger Einflussnahme oder Manipulation dürfte daher in allen Holobionten auftreten. Sie gehört zum Klebstoff, der das Ganze zusammenhält. Die Frage ist nur, ob wir erst die Spitze des Eisbergs sehen.

Bei vielen Tieren schafft eine Manipulation des Wirts erst die anatomischen Voraussetzungen der Symbiose. Andere Beispiele zeigen, dass das enge Zusammenleben mit Mikroben auch das Verhalten der Wirte beeinflusst, vor allem um ein Zusammenfinden der Partner sicherzustellen. Eine als Schädling an Hülsenfrüchtlern in Erscheinung tretende Kugelwanze deponiert für den Nachwuchs kleine Kapseln mit symbiontischen Bakterien unter ihren Eigelegen. Normalerweise werden die Kapseln nach dem Schlüpfen von den kleinen Wanzen sofort gesucht und gefressen. Danach drängen sie sich zusammen und fallen in eine mehrtägige Ruhephase. Entfernt man die Bakterienkapseln ganz oder teilweise, sind die Tiere sichtlich irritiert und zeigen ein umso dramatischeres Wanderverhalten, je kleiner die Bakterienpopulation ist, die sie abbekommen haben. Von Ruhe kann dann keine Rede sein. Erst die Anwesenheit der Symbionten löst bei den Wirten das normale Verhalten aus. Ohne sie können die Tiere kaum überleben.

Jungtiere der großen Grünen Leguane (*Iguana iguana*) Mittelamerikas fressen immer wieder Erde, wahrscheinlich um ihre Darmflora alters- und standortgemäß auszustatten und zu ergänzen. Grüne Leguane gehören zu den wenigen rein vegetarischen Reptilien, und mit dieser Ernährungsweise ist für die Echsen ein großes Problem verbunden. Während junge herbivore Säugetiere in den ersten Lebenswochen von der Mutter mit extrem nährstoffreicher Muttermilch gemästet werden und erst später zu pflanzlicher Kost übergehen, müssen frisch aus dem Ei geschlüpfte Leguane vom ersten Moment an selbst für sich sorgen und mit vergleichsweise kargen Vegetabilien auskommen. Das geht nicht ohne Bakterienbeistand. Die jungen Leguane kommen wahrscheinlich ganz ohne Symbionten zur Welt, und die einzige Möglichkeit, ihre eigene Darmflora aufzubauen, besteht zunächst darin, Erde zu fressen. Die ersten Portionen verschlucken sie schon nach dem Schlüpfen in der von der Mutter gegrabenen Nestkammer, noch bevor sie sich aus dem Loch an die Oberfläche graben und beginnen, Nahrung zu sich zu nehmen. Hat die Mutter dort vielleicht etwas für sie zurückgelassen, an der Eihülle, in der Erde? In der zweiten und dritten Lebenswoche klettern die kleinen Leguane in die Baumkronen, suchen auffällig die Nähe älterer Tiere und fressen deren Kot, der genau die Mikroben enthält, die man zur Verdauung der Blätter braucht. Nach einem Monat bevorzugen sie dann niedrige Vegetation in offener Landschaft und schließen sich dort zu Gruppen zusammen.

Warum eigentlich? Warum leben Tiere in Gruppen? Das ist eine Frage, die Verhaltensökologen schon lange beschäftigt. Weil Schwärme, Kolonien oder Herden einen besseren Schutz vor Raubtieren bieten, ist eine der Antworten, die am häufigsten zu hören sind. Weil man in Gruppen effektiver jagen kann, weil Ressourcen und Nachkommen besser zu schützen sind. Aber ist das wirklich alles? Auf die Leguane trifft augenscheinlich keine dieser Erklärungen zu. Die Vorteile müssen aber so groß sein, dass sie die offensichtlichen Nachteile des Gruppenlebens mehr als aufwiegen, und die sind keineswegs als gering einzuschätzen. Wo viele Tiere auf engem Raum zusammenleben, entsteht bekanntlich ein Eldorado für Parasiten und Krankheitserreger.

Dass die Begegnung und der Körperkontakt mit Artgenossen natürlich auch Austausch und Aufnahme von wohltätigen Mikroben erleichtern, kam den Forschern lange Zeit nicht in den Sinn, bis immer deutlicher wurde, wie weit verbreitet und lebenswichtig diese Partnerschaften sind, nicht nur, aber besonders für Pflanzenfresser, die ohne Zellulose spaltende Mikroben nicht existieren könnten. Wenn man die kleinen Verdauungshelfer aus der Umwelt aufnehmen muss, weil die Mutter nicht oder nicht in ausreichendem Maße für eine vertikale Weitergabe sorgt, steht man zunächst allein auf verlorenem Posten, denn das, was man so dringend braucht, lebt nur im Gedärm von Artgenossen. Einem Elefanten, einer Giraffe, einem Rind oder einem Menschen wird es nicht reichen, Erde zu fressen wie die vergleichsweise anspruchslosen Leguane. Schlimmstenfalls hungert und verhungert man im Angesicht der Nahrung.

Deswegen ist der Gedanke, der Symbiontenerwerb von Artgenossen sei eine starke und vielleicht sogar die entscheidende treibende Kraft bei der Entstehung des Gruppenlebens und damit auch vielfältiger Formen sozialen Verhaltens gewesen, keineswegs abwegig, im Gegenteil. Zwischen der Art und Weise, wie Tiere ihre symbiontischen Mikroben erwerben, und der Komplexität ihres Sozialverhaltens scheint es einen Zusammenhang zu geben. Die Entstehung komplexerer Formen der Sozialität ist viel wahrscheinlicher, wenn Tiere ihre Symbionten, möglicherweise sogar wiederholt, von Artgenossen übernehmen müssen. Werden sie von der Mutter frei Haus geliefert, besteht wenig Veranlassung zu einem engen Miteinander. Überlegungen dieser Art sind gemeint, wenn führende Wissenschaftler in den neuen Erkenntnissen einen »Aufruf an alle Lebenswissenschaftler« sehen, »ihre Sicht auf die fundamentale Natur der Biosphäre signifikant zu verändern«.

•••

Kurz muss an dieser Stelle auch von erstaunlichen Entdeckungen der letzten Jahre die Rede sein, bei denen empfindlicheren Gemütern ein eisiger Schauer über den Rücken laufen könnte, weil sie von Szenarien einschlägiger Gruselliteratur nicht weit entfernt sind. War die Vorstellung von den unsichtbaren Strippen, an denen wir und andere vielzellige Lebewesen hängen könnten, am Ende gar nicht so abwegig?

Eine Methode, um den Einfluss von Körpermikroben auf die biologischen Prozesse des Wirtes zu untersuchen, ist der Vergleich mit Tieren, die frei von Mikroben sind. Als US-amerikanische Forscher genau dies taten, indem sie das Blutplasma von

»normalen« und bakterienfreien Mäusen mit Massenspektrometern analysierten, fanden sie enorme Unterschiede. Eine signifikant große Zahl chemischer Verbindungen zirkuliert nur im Blut konventioneller Tiere, in Holobionten also, und fehlt, wenn die Tiere mikrobenfrei sind. Zudem gab es bei etwa 10 Prozent der Stoffwechselverbindungen beträchtliche Konzentrationsunterschiede von mindestens 50 Prozent. Die Anwesenheit von Mikroben verändert den Wirt tiefgreifend, weil eine große Zahl chemischer Stoffe nur von ihnen oder in enger und äußerst komplizierter Kooperation mit dem Wirt produziert werden kann. Eine mikrobenfreie Maus mag äußerlich wie eine normale Maus aussehen, ihr chemisches Innenleben aber unterscheidet sich fundamental.

Große Überraschung löste die Entdeckung von stabilen, im Blut zirkulierenden Nukleinsäuren aus. Dass Blutplasma RNA enthält, ist schon seit den 1930er-Jahren bekannt, Ribonukleinsäure wurde aber lange als relativ instabiles Molekül angesehen, sodass es sich wohl nur um Zerfallsprodukte handeln konnte, vielleicht eine Art Rohstoff für die Eigenproduktion von Zellen, die sich aus dem Blutstrom bedienten. Nun zeigt sich aber mit jeder neuen Untersuchung, dass viele RNAs im Plasma in Wahrheit stabile Moleküle von sehr heterogener Zusammensetzung und Herkunft sind – eine Entdeckung, die eine Fülle von neuen Fragen aufwirft. Mediziner hoffen, unter diesen Verbindungen auf Biomarker zu stoßen, die sich etwa bei Krebserkrankungen als diagnostische Hilfsmittel einsetzen lassen.

Eine internationale Forschergruppe aus Seattle und Luxemburg analysierte kürzlich die Mikro-RNAs im Blutplasma, kleine im Genom codierte Nukleinsäuremoleküle, deren Bedeutung erst seit einigen Jahren bekannt ist. Sie existieren in ungeahnter Vielfalt und nehmen wichtige Funktionen bei der Regulation der Genaktivität wahr. Allein beim Menschen wurden bislang mehr als tausend solcher »miRNAs« entdeckt.

Doch als die Forscher die RNA-Sequenzen aus dem Blutplasma mit diesen bekannten menschlichen miRNAs und anschließend mit dem gesamten Humangenom verglichen, ließen sich mehr als 40 Prozent davon nicht zuordnen. Obwohl aus menschlichem Blutplasma gewonnen, stammten sie offenbar nicht von menschlichen Zellen.

Ein Abgleich mit den Datenbank-Sequenzen des humanen Mikrobioms sowie mit miRNAs diverser Tier- und Pflanzenarten brachte schließlich die Bestätigung: Die unbekannten Nukleinsäuremoleküle stammten zu einem großen Teil von Mikroben, einem weiten Spektrum an Bakterien, Archaeen und vor allem Pilzen, die den größten Teil der exogenen Sequenzen stellten. Die von Bakterien stammenden miRNAs spiegelten mehr oder weniger die vielfältige Artengemeinschaft der Darmbewohner wider, bei den Pilzsequenzen fanden sich aber auch viele, die von bodenbewohnenden Formen und der Bäcker- oder Bierhefe *Saccharomyces cerevisiae* stammten. Offenbar finden kleine Nukleinsäuremoleküle auch aus der Nahrung den Weg in unser Blut. Bei genauer und sorgfältiger Analyse spürten die Forscher in geringer Menge miRNAs aus Mais, Reis, verschiedenen Getreidearten und Tomaten auf, in von Mensch zu Mensch stark schwankenden Mengen wurden sogar solche von Stubenfliegen, Mosquitos und Bienen nachgewiesen. Der menschliche Körper zeigt sich hier keineswegs als von der Umwelt isoliertes System, bewacht durch sein Immunsystem und begrenzt durch Haut, Darmepithel und Schleimhäute. Zur nicht geringen Überraschung der Wissenschaftler erweist er sich im Gegenteil als durchlässig und offen.

Seit man die kleinen Nukleinsäuremoleküle vor einigen Jahren auch in Körperflüssigkeiten außerhalb von Zellen nachgewiesen hat, geht man davon aus, dass sie als Signalstoffe zwischen Zellen wirken können. Wie Hormone sind sie offenbar Teil der Zell-zu-Zell-Kommunikation innerhalb vielzelliger Körper, und dank des Gefäßsystems, das diese Stoffe im ganzen Körper verteilt, erreichen ihre Botschaften auch weit entfernte Zellen. Gilt das auch für die nun in erheblicher Menge nachgewiesenen Fremd-RNAs? Sind auch sie eine Art chemische SMS, und wenn ja, wer kommuniziert hier in uns mit wem?

Natürlich könnten diese Moleküle auch »molekularer Abfall sein, der beim Prozess des Abbaus und der Eliminierung durch den Körper« anfällt, geben die Forscher zu bedenken, »potenzielle Nahrung, die für weiteren Abbau und Absorption bestimmt ist«. Für einen Teil trifft das sicher zu, viele Wissenschaftler bezweifeln jedoch, dass es für alle Moleküle gilt. Sie gehen davon aus, dass auch die aus der Umwelt und vor allem die von Körpermikroben stammenden miRNAs Teil des Kommunikationssystems sind, wobei als Adressaten nicht nur Körperzellen des Wirts, sondern auch andere Mikroben infrage kommen. Dafür spricht etwa, dass diese Moleküle nicht frei im Blutplasma schwimmen, sondern an Proteine gebunden oder in winzigen Membranbläschen eingeschlossen sind und auf diese Weise transportiert werden, was sie vor der Zerstörung durch spezielle Enzyme, die RNasen, schützt. Es gibt sogar erste Hinweise, dass diese miRNAs aus dem Blut von Zellen aufgenommen werden und dort zu Veränderungen der Genaktivitätsmuster führen können.

Noch sind viele Detailprobleme zu klären, zum Beispiel die Frage, wie so große Moleküle überhaupt durch die Darmwand in die Blutbahn gelangen. Bestätigen sich diese Ergebnisse aber, hätte man es wohl tatsächlich »mit einer neuen Dimension im Spektrum der Gen-Umwelt-Interaktionen zu tun«. Und zu Ihrer und meiner Beruhigung: Die Forscher sind nicht auf Marionettenfäden, sondern auf interne Kommunikationskanäle des humanen Holobionten gestoßen. Offenbar haben sich die Zellen der Organismen, die ihn bilden, ungemein viel zu sagen. Man wüsste doch zu gern, worum es bei diesem unaufhörlichen chemischen Getuschel geht.

Das zweite Gehirn

Die meisten Mikroben leben im Darm. Sind sie die Verursacher des Getuschels? An wen richten sich diese chemischen Mitteilungen? Etwa an die Schaltzentrale des Wirtes, an das Gehirn?

Bislang kann niemand diese Fragen beantworten, gänzlich abwegig sind sie aber nicht. Zwischen Darm und Nervensystem bestehen enge Verbindungen. Jeder Mensch weiß, wie es sich anfühlt, wenn schlechte Nachrichten einem buchstäblich auf den Magen schlagen oder den Appetit verderben, wenn der Heißhunger auf Schokolade kommt oder das berühmte Kribbeln im Bauch, das einen an nichts anderes mehr denken lässt, wenn man sich satt oder gar übersättigt »fühlt« oder, um in der Sprache der Fachleute zu sprechen, wenn »Stress zu veränderter gastrointestinaler Sekretion und Beweglichkeit führt«.

Kopf und Bauch – zwischen diesen beiden Polen haben Wissenschaftler in uns und unseren tierischen Verwandten ein bidirektionales Kommunikationssystem ausgemacht, eine breite und mehrspurige organisch-chemische Datenautobahn, die Darm-Mikrobiota-Gehirn-Achse. Sie beginnen zu verstehen, dass im Bauch, der Mitte des Körpers, eine ganz außergewöhnliche Kontaktzone existiert, eine Region der Superlative. Vom Gehirn abgesehen befinden sich nirgendwo im Körper so viele Nervenzellen wie in der Darmwand. Etwa 500 Millionen sollen es sein und damit mehr als im Rückenmark. Hauptkomponenten dieses enterischen Nervensystems (ENS) (nach dem griechischen Wort »*enteron*« für »Darm«) sind zwei in der Darmwand liegende Nervennetze, Strukturen, die stammesgeschichtlich uralt sind und schon bei Korallen und anderen Hohltieren auftraten. Wozu dient dieses »zweite Gehirn«, wie es manchmal genannt wird? Braucht der Mensch eine halbe Milliarde Nervenzellen, um Stoffaufnahme und Darmperistaltik zu steuern?

Die Dimension und Komplexität dieses Darm- oder Bauchhirns werden verständlich, wenn man sich klarmacht, dass in unmittelbarer Nähe die größte Ansammlung von Mikroorganismen im Körper lebt, das Mikrobiota-Organ des Darms, dessen Zellzahl in die Billionen geht, und dass zwischen ENS und Darmmikroben die mit Abstand größte Körperoberfläche liegt. Die durch feine, fingerartige Ausstülpungen der Epithelzellen stark vergrößerte innere Oberfläche des Darms ist etwa hundertmal größer als unsere Hautoberfläche. Doch damit nicht genug. Mit der Darmwand ist Lymphgewebe assoziiert, das zwei Drittel aller Immunzellen enthält und damit die höchste Konzentration derartiger Zellen im ganzen Körper. Dazu kommen Tausende von Hormondrüsenzellen im Darmepithel. Obwohl von vergleichsweise geringer Zahl, stellen sie zusammen das größte endokrine Organ des Körpers dar und produzieren mehr als zwanzig verschiedene Botenstoffe.

Kein Zweifel: Dies ist im Körper eines Holobionten ein Ort herausragender Bedeutung. Außen- und Innenwelt, Nerven- und Immunsystem, Wirt und Mikroben – all das trifft hier auf engstem Raum in hoher Dichte aufeinander und interagiert, und natürlich ist auch das Gehirn zugeschaltet, obwohl es vergleichsweise weit entfernt liegt: über den Vagus, den zehnten Hirnnerv, über Nervenleitungen, die vom enterischen Nervensystem zu Rückenmark und Gehirn ziehen, über Immunzellen und Hormondrüsen. Hier wird, durch Interaktion von Milliarden Zellen des Wirts und unzähligen Mikroben, ein wesentlicher Beitrag zu dem geleistet, was man leichthin als »Homöostase« bezeichnet, als Gleichgewicht in einem offenen dynamischen System – jener wunderbare Zustand des gesundheitlich sorgenfreien Lebens, den die meisten von uns in der Mehrzahl ihrer Tage genießen dürfen, ein Zustand, in dem der Körper reibungslos funktioniert und deshalb wenig Anlass bietet, darüber nachzudenken, warum das so ist und wer und was dazu beiträgt.

Das Mikrobiom beeinflusst den Magen-Darm-Trakt, der umgekehrt auf die Mikroorganismen einwirkt. Gleichzeitig steht die Darmmikrobengemeinschaft unter dem Einfluss von erstem und zweitem Gehirn – das ist die verwickelte holobiontische Normalität, an deren Details die Forscher sich noch lange abarbeiten werden. Aber gilt auch die Umkehrung? Beeinflussen Mikroben über die Darm-Gehirn-Achse das zentrale Nervensystem? Wirken sie auch auf Stimmung und Verhalten ein?

Unwillkürlich legt man bei dieser Frage die Stirn in Falten. Da ist es wieder, das Horrorbild der an unsichtbaren Fäden hängenden Marionette. Bei Blattläusen, primitiven Meereswürmchen und *Drosophila* könnte man sich so etwas vielleicht vorstellen, aber bei Säugetieren oder gar beim Menschen? Wissenschaftler äußern sich verständlicherweise nur sehr vorsichtig. Die Darm-Gehirn-Achse ist ein heißes Eisen, und noch stehen sie bei der Entschlüsselung der Signalwege, die bei diesen internen Abstimmungsprozessen beschritten werden, ganz am Anfang. Dass diese Verbindung existiert, wird aber kaum mehr bestritten, im Gegenteil, das Interesse daran wächst. Haftete diesem Gebiet vor wenigen Jahren noch ein zweifelhaftes Image an, weil seine Ergebnisse grundsätzlich »provozierten«, wird es heute von weltweit führenden Forschern, etwa Rob Knight von der University of Colorado und Peer Bork vom European Molecular Biology Laboratory in Heidelberg, als spannendste der aktuellen Entwicklungen in der Mikrobiomforschung bezeichnet, gerade weil sich hier in der Interaktion zwischen Wirt und Symbionten Wege abzeichnen, die vor Kurzem noch unvorstellbar waren.

Was die Forscher herausfinden, ist allerdings im Detail so komplex, dass es den Rahmen dieses Buches bei Weitem sprengen würde. Wir werden uns also auf einige wenige Beispiele beschränken müssen, die zeigen, wohin die Erkenntnisreise gehen könnte.

Wieder spielen keimfreie Mäuse eine Schlüsselrolle. Die Besiedlung durch eine einzige Bakterienart, die häufig im Darm von Menschen und Mäusen auftritt, reicht bei diesen Tieren aus, um die Produktion eines Proteins anzukurbeln, das Bestandteil synaptischer Vesikel ist. Mithilfe dieser winzigen Membranbläschen werden an den Kontaktstellen, den Synapsen, Neurotransmitter und damit die Erregung von einer Nervenzelle auf die nächste übertragen. Die Frage wäre damit im Prinzip schon beantwortet: Ja, Darmbakterien können direkt auf elementare Funktionen des Nervensystems einwirken. Ihre

Möglichkeiten sind damit aber noch lange nicht erschöpft, denn sie produzieren auch eine Vielzahl von neuroaktiven Stoffen; mit Serotonin und Gamma-Aminobuttersäure gehören sogar bekannte und wichtige Neurotransmitter dazu. Auch die schon mehrfach erwähnten kurzkettigen Fettsäuren, die im Dickdarm durch Fermentation von Kohlenhydraten entstehen, sind zu den neuroaktiven Substanzen zu zählen. Natriumbutyrat, ein Salz der Buttersäure, wirkt zum Beispiel auf Mäuse als Antidepressivum, ändert Stimmung und Verhalten der Tiere. Wäre es bei der Raffinesse, die uns überall in der Kommunikation zwischen Wirten und ihren Mikroben entgegentritt, nicht überaus naiv zu glauben, Bakterien würden von diesen Fähigkeiten in der Interaktion mit dem Wirt keinen Gebrauch machen? Wissenschaftler haben sogar die Vermutung geäußert, dass die Gene für Neurotransmitter ursprünglich von Bakterien stammten und erst durch horizontalen Gentransfer in tierische Zellen gelangt sein könnten.

Rochellys Diaz Heijtz vom Karolinska-Institut in Stockholm weist auf die Tatsache hin, »dass Angstzustände und depressive Störungen sehr häufig zusammen mit Magen-Darm-Erkrankungen auftreten.« Und umgekehrt: Wen chronische Darmentzündungen plagen, der hat oft auch mit Depressionen und anderen seelischen Problemen zu kämpfen.

2011 konnte die Forscherin mit ihren Kollegen zeigen, dass keimfreie Mäuse ruhiger und weniger ängstlich sind als Artgenossen mit einem normalen Darmmikrobiom. Ihre Stressantwort ist abgeschwächt, und sie sind eher bereit, Risiken einzugehen. Diesen Verhaltensänderungen liegen eine veränderte Gehirnentwicklung und veränderte Genaktivitätsmuster bei den keimfrei aufgewachsenen Tieren zugrunde, Effekte, die wieder verschwinden, wenn man den Tieren frühzeitig eine Kollektion Bakterien verabreicht.

Forschern ist es mittlerweile gelungen, Verhaltensmerkmale von einem Mäusestamm auf einen anderen zu übertragen, durch Transplantation von Darmmikroben. Übertragen auf den Menschen hieße das, dass man ängstliche in mutige Menschen verwandeln könnte, indem man ihnen das Darmmikrobiom einer Entdeckerpersönlichkeit transplantiert, und umgekehrt. Mäuse überwinden ihre Angst schon, wenn man ihnen probiotisch Milchsäurebakterien verfüttert, und auch bei unglücklichen Menschen soll das die Stimmung merklich aufhellen.

Bei bestimmten chronischen Darmerkrankungen haben sich Fäkaltransplantationen bewährt, ja wahre Wunder vollbracht. Die an Mäusen gewonnenen Ergebnisse mahnen aber auch zur Vorsicht, denn wer weiß, was bei einer solchen Transplantation, die eigentlich »nur« einen chronisch entzündeten Darm beruhigen soll, noch übertragen wird. Gleichzeitig sehen die Forscher Möglichkeiten, derartige Mikrobentransfers auch bei anderen Krankheiten anzuwenden. Namentlich werden Multiple Sklerose, Parkinson und Chronisches Erschöpfungssyndrom genannt. Auch manche Formen von Autismus scheinen mit einem veränderten Darmmikrobiom verbunden zu sein. Bei allen diesen Krankheiten haben Studien ermutigende erste Ergebnisse geliefert, die es lohnend erscheinen lassen, in dieser Richtung weiterzuforschen.

•••

Da die Bakteriengemeinschaft im Darm von dem am Leben erhalten und genährt wird, was der Wirt zu sich nimmt, liegt es nahe, gerade hier, bei der Nahrungsaufnahme, nach Anzeichen mikrobieller Manipulation zu suchen. Verlangt es uns nach bestimmten Lebensmitteln, weil wir sie mögen oder weil sie oder ihre Bestandteile von unseren Mikroben benötigt werden?

Darmbakterien verfügen jedenfalls über diverse Möglichkeiten, auf das Essverhalten ihrer Wirte einzuwirken. Fehlt ausreichend Nahrung, können sie Toxine ausscheiden und dadurch Entzündungen, Unwohlsein, schlechte Stimmung oder Schmerzen hervorrufen – und damit den dringenden Wunsch des Wirts, an diesem Zustand, zum Beispiel durch Nahrungsaufnahme, etwas zu ändern.

Eine andere Methode, dem Wirt bestimmte Nahrungspräferenzen – nennen wir es: nahezulegen, besteht in einer bei Mäusen nachgewiesenen Veränderung des Geschmackssinnes. Dazu müssen Gene für bestimmte Geschmacksrezeptoren »nur« in ihrer Aktivität gebremst oder stimuliert werden, für Mikroben in der Regel ein Kinderspiel. Eine Bakterienart erhöhte im Darm von Ratten und Mäusen, aber auch in Kulturen menschlicher Epithelzellen die Expression von Cannabinoid- und Opioidrezeptoren, andere kapern gleich den Vagusnerv, das Hauptdatenkabel der Darm-Gehirn-Achse, das nachweislich große Bedeutung für das Essverhalten hat.

Jeder kennt die seltsamen Gelüste, die uns manchmal umtreiben, nach Schokolade, nach Erdnüssen, Chips oder sauren Gurken. Und viele, zu viele Menschen geben ihnen zu oft nach. Angesichts der folgenden Überlegungen kann es nicht schaden, sich klarzumachen, dass man auch widerstehen könnte, dass wir die Möglichkeit haben, uns zu entscheiden, auch wenn Essensgewohnheiten erfahrungsgemäß nur schwer zu verändern sind.

Wir haben von einem ausschließlich bei Japanern verbreiteten Bakteriengen gehört, das zur Verdauung von Kohlenhydraten befähigt, die in Sushi-Algen enthalten sind (s. Kap. 3). Ist es möglich, dass dieses Bakterium nun, da sein Gen Teil des japanischen Hologenoms geworden ist, einen verstärkten Appetit auf Algen bewirkt? Einige Forscher bejahen diese Frage und prophezeien, dass entsprechende Versuche mit Mikroben, die spezialisierte Nahrungsanforderungen haben, zu genau diesem Ergebnis führen würden. Ein Darmbakterium, das neue Nahrungsquellen erschließt, wird seinen Wirt in dem Bestreben beeinflussen, diese Nahrung nun auch zu liefern.

Nimmt ein Wirt über längere Zeit eine bestimmte Nahrung zu sich, begünstigt er in seinem Darm die Vermehrung der Mikroben, die auf diese Nahrung und ihre Bestandteile spezialisiert sind. In der Folge, so eine weitere Vorhersage der Forscher, werden diese Mikroben versuchen, den Wirt zur Fortsetzung dieses Verhaltens zu bewegen, damit der Nachschub nicht versiegt und ihre Vormachtstellung gesichert wird. In Maßen wäre das unbedenklich, doch die Interessen des Wirtes und seiner Symbionten sind nicht identisch, im Gegenteil, beide wollen optimal versorgt werden, und es ist unwahrscheinlich, dass ihre Bedürfnisse in allen Punkten identisch sind. Es ist daher möglich, dass ein (aus Wirtssicht) Zuviel an Energie zu einem starken Wachstum, zu einer »Blüte« bestimmter Mikrobenarten führt, die im Ökosystem Darm daraufhin andere Arten mit anderen Ansprüchen in den Hintergrund drängen. Letztlich führt eine solche Entwicklung »zu einem Teufelskreis aus reduzierter Vielfalt, verstärkter Manipulation und chronischem Energieüberschuss« und zu einer Schädigung des Wirtes durch übermäßige Gewichtszunahme.

Fatalerweise können solche Gelüste ansteckend sein. Wir wissen, dass sich die Mikrobiome von Menschen, die in einem gemeinsamen Haushalt leben, stärker ähneln als die von Fremden. Daher werden Mikroben, die bei einem Familienmitglied überhandnehmen, früher oder später auch bei anderen auftauchen. Ja, möglicherweise können sie sogar auf haushaltsfremde Menschen übertragen werden. Eine Untersuchung von 12 067 Personen über 32 Jahre ergab, dass die Wahrscheinlichkeit, stark übergewichtig zu werden, um 57 Prozent größer war, wenn auch ein Freund übergewichtig wurde. Natürlich mischen sich hier verschiedene Einflussfaktoren, es ist aber nicht auszuschließen, dass neben sozialen Gründen auch mikrobiologische Phänomene eine Rolle spielen. Fettleibigkeit wäre dann zumindest zum Teil »wirklich infektiös, wie eine Erkältung«.

Jeder hat sie schon einmal gehört, bei den eigenen Kindern oder bei anderen, die berühmt-berüchtigten Schreie verzweifelter Babys, die von schmerzhaften Darmkrämpfen oder Koliken geplagt werden und/oder der entsetzlichen Angst zu verhungern. Eine Gruppe niederländischer Forscher konnte kürzlich zeigen, dass diese Kinder im Vergleich zu nicht schreienden Altersgenossen schon im ersten Lebensmonat eine artenärmere Darmmikrobengemeinschaft besitzen, bevor die Koliken ihren Höhepunkt erreichen. Natürlich befindet sich diese Gemeinschaft bei Babys noch in der Entwicklung, und im Alter von vier Monaten sind die Probleme in der Regel ausgestanden. Schreikinder (und ihre Eltern) haben aber offenbar das Pech, auf diesem Weg eine Phase durchleiden zu müssen, in der Wirt und Mikrobiom nicht besonders gut harmonieren. Milchsäurebakterien sind im Darm dieser Kinder zu selten, auch Butyrat produzierende Bakterien sind unterrepräsentiert, ein Stoff mit schmerzlindernder Wirkung. Dafür treten einige Gas produzierende Proteobakterien wie *Escherichia* und *Klebsiella* ungewöhnlich dominant auf, potenzielle Pathogene, die Entzündungen hervorrufen können.

Schmerz ist eine sehr wirksame Methode, um den eigenen Wirt zu manipulieren. Im Fall der von Koliken geplagten Babys führt das Geschrei zu größerer Aufmerksamkeit seitens der Mutter und zum Stillen, also genau zum erwünschten Effekt. Sind es die Mikroben, die das Baby gewissermaßen an ihrer statt um Nahrung betteln lassen, indem sie Blähungen und schmerzhafte Krämpfe auslösen?

5

IN EINER WELT DER HOLOBIONTEN

Wissenschaftler neigen manchmal dazu, über das Ziel hinauszuschießen, wir erleben das nicht zum ersten Mal. Halten wir ihnen zugute, dass sie dies meistens aus Begeisterung für ihre Sache tun. Das Baby, das sich nicht für sich, sondern für seine Mikroben die Seele aus dem Leib schreit, ist wohl so ein Fall. Er steht für eine Sichtweise, die der Stanford-Mikrobiologe Justin Sonnenburg mit dem Satz auf den Punkt gebracht hat, der menschliche Körper sei »ein ausgeklügeltes Gefäß, optimiert für das Wachstum und die Ausbreitung seiner mikrobiellen Bewohner«. Sicher meinte er auch die Körper anderer Vielzeller, aber den Menschen – uns, die Krone der Schöpfung! – zu einem besseren Mikrobenbehältnis zu degradieren, dürfte ihm besonders viel Spaß gemacht haben. Allgemeines Kopfschütteln war ihm sicher.

Mich erinnert diese Aussage an den berühmten Satz des britischen Biologen Jack Cohen: »Du bist deine fleischgewordene DNA.« Dessen genetischer Determinismus stellte sich als genauso überspitzt und unzutreffend heraus, wie wohl auch Sonnenburgs Charakterisierung des Wirt-Mikroben-Verhältnisses als übertrieben und zugespitzt anzusehen ist. Lange Zeit war die Hierarchie genau anders herum gelagert, also nutzen moderne Mikrobiologen den Aufschwung ihrer Wissenschaft, um die Verhältnisse kurzerhand von den Füßen auf den Kopf zu stellen, und sei es nur, um die Öffentlichkeit ein wenig zu provozieren.

Unwillkürlich fällt mir auch eine Szene aus einem der *Men-in-Black*-Filme ein. Will Smith und Tommy Lee Jones stehen vor einer aufgebahrten menschlichen Leiche – das glaubt zumindest der naive Betrachter. Bis das Gesicht dieses Menschen wie eine Tür zur Seite geklappt wird und sich als eine Art Cockpit entpuppt, denn dahinter, im Kopf, kommt ein vergleichsweise winziges, arg mitgenommen wirkendes Alien-Männchen zum Vorschein, das an einer Art Schaltpult sitzt. Sieht so das neue Bild von der belebten Welt aus: die großen vielzelligen Lebewesen als Behältnisse, Werkzeuge oder Marionetten der kleinen?

Ich finde, diese Sichtweise gibt die Realität der Holobiontenwelt genauso unvollkommen und verzerrt wieder wie unser ahnungsloser Zustand vor all den mikrobiologischen Entdeckungen der letzten Jahre, als wir noch glaubten, die paar Mikroben, die wir als unsere Darm-, Haut- oder Scheidenflora kannten, seien nichts anderes als primitive Trittbrettfahrer, die höchstens einen juckenden Ausschlag verursachen könnten. Von einigen ökologischen Wohltätern abgesehen hielten wir Krankheitserreger für die einzigen Mikroorganismen von Bedeutung. Sie traktierten uns seit Jahrtausenden, aber dank des medizinischen Fortschritts waren wir endlich in der Lage, sie wirksam zu bekämpfen.

Kriegsrhetorik und Hierarchiedenken – von Vorstellungen wie diesen sollten und müssen wir uns schnellstens verabschieden. Seit wenigen Jahren erst ermöglichen moderne Labortechniken neue tiefe Einblicke in den Mikrokosmos – wir stehen also noch ganz am Anfang –, und doch zeichnet sich bereits ein völlig anderes Bild von der belebten Welt ab, geprägt von einer ökologischen Sicht, die die Bedeutung von Organismengemeinschaften betont, ein Bild, in dem Kooperation und Symbiosen eine entscheidende Rolle spielen.

Die Forscher treffen auf verblüffende Parallelen im Makro- und Mikrokosmos. So spiegelt sich die Tatsache, dass »ungestörte« Bakteriengemeinschaften auf der Haut oder im Darm fremden und möglicherweise pathogenen Mikroben den Zugang verwehren, in Erkenntnissen der Invasionsbiologen, die in unberührten Wäldern eine vergleichbare Widerstandsfähigkeit gegenüber eingeschleppten Invasoren ausgemacht haben. Absichtlich oder unabsichtlich von Menschen ins Land geholte fremde Tier- und Pflanzenarten richten in ihrer neuen Heimat nicht selten verheerende ökonomische oder ökologische Schäden an – eines der größten Umweltprobleme unserer Zeit, das vor allem da beginnt, wo der Mensch durch seine Aktivitäten bereits stark gestörte Flächen geschaffen hat. Naturbelassene Ökosysteme mit weitgehend ungestörten Lebensgemeinschaften haben sich als deutlich stabiler erwiesen und widersetzen sich dem Expansionsdrang eindringender Arten, ob in den Körpern vielzelliger Lebewesen oder in der weiten Landschaft, im Mikro- wie im Makrokosmos.

Wir sollten die menschliche Gesundheit »als eine kollektive Eigenschaft der mit dem Menschen assoziierten Mikrobiota denken«, sagen führende Mikrobiologen. »Die Ökologie der menschlichen Mikrobiota zu managen«, so wie die zu erhaltenden Lebensgemeinschaften in einem Nationalpark, »das wird der Fokus sowohl der Prävention als auch der Therapie sein.« Der Krieg gegen die Mikroben, der uns so lange beschäftigte, wird dagegen in der Mottenkiste der Wissenschaft verschwinden. *War no more* – was nicht heißt, dass Antibiotika nicht auch in Zukunft einen wichtigen Platz in unserer Apotheke einnehmen werden, natürlich mit Bedacht eingesetzt und wohldosiert.

•••

Ein vertrautes zentrales Konzept unserer Weltsicht bleibt bei all dem auf der Strecke: die Vorstellung, unsere Welt sei von biologischen Individuen bevölkert. Diese wissenschaftliche Revolution »transformiert das klassische Konzept einer insularen Individualität in eines, in dem interaktive Beziehungen zwischen Arten die Grenzen eines Organismus verschwimmen lassen und das Konzept einer essenziellen Identität auflösen«, schreibt ein bemerkenswertes Autorentrio, das aus dem Wissenschaftshistoriker Jan Sapp, dem prominenten Entwicklungsbiologen Scott Gilbert und dem Philosophen Alfred Tauber besteht. Im Verlauf ihrer Argumentation nehmen die drei alle Aspekte, anhand derer biologische Individuen bisher definiert wurden, fein säuberlich auseinander. Schon die Überschrift ihres Artikels lässt an Deutlichkeit nichts zu wünschen übrig: »Eine symbiontische Sicht des Lebens: Wir sind nie Individuen gewesen.« Ich vermute, dass dieses »wir« alle vielzelligen Lebewesen mit einschließt.

Was ist ein Lebewesen, ein Organismus? Hätten Sie es für möglich gehalten, dass uns diese Frage noch einmal beschäftigen würde?

Nicht alle Forscher wollen sich dieser Auffassung anschließen und das Konzept des biologischen Individuums aufgeben. Organismen seien immer beides, betont die Bremer MPI-Forscherin Nicole Dubilier, Individuen und Teil eines Holobionten. Es gebe hier kein Entweder-oder, die Selektion wirke auf jedes einzelne Individuum *und* auf den gesamten Holobionten. Um zu verstehen, wie Wirte und Mikroben sich aneinander und an ihre Umwelt angepasst haben, müsse man diese Ebenen sauber auseinanderhalten. Dass Symbiosen und damit die Entstehung von Holobionten von herausragender Bedeutung in der Evolution waren und sind, steht für die Forscherin aber außer Frage.

Nirgends wird die veränderte Sicht deutlicher als in der Immunologie. Das Immunsystem, so haben wir es gelernt, unterscheidet zwischen Selbst und Nicht-Selbst, und mit letzterem geht es meistens nicht sehr freundlich um. Das ist sein Daseinszweck. Es verteidigt seinen Besitzer gegen Angriffe feindlicher pathogener Mikroben: Immunabwehr. Allein schon dieser Begriff erinnert an rauchende Kanonenrohre, an Minen und Geschützdonner, mit anderen Worten: Er ist ein Relikt aus den Zeiten des heißen Antimikrobenkriegs.

Doch woran orientiert sich das Immunsystem bei seiner Entscheidung? Zum Selbst, zum Holobionten, gehört viel mehr als nur unsere eigenen Zellen, das wissen wir, spätestens seit metagenomische Analysen jedes einzelne Körperbiotop erkundet haben.

Gérard Eberl, Immunologe am berühmten Institut Pasteur in Paris, hat der überkommenen Anschauung in einem viel zitierten Aufsatz »eine neue Vision der Immunität« entgegengestellt und stützt sich dabei auf die aktuellen Entwicklungen seiner Wissenschaft. Die Zusammenfassung seiner Überlegungen formuliert er selbst so schön, dass ich sie hier ungekürzt zitieren kann, eine absolute Seltenheit in der wissenschaftlichen Fachliteratur und deshalb gar nicht genug zu loben: »Das Immunsystem«, schreibt Eberl, »wird gemeinhin als eine Armee von Organen, Geweben, Zellen und Molekülen wahrgenommen, die vor Krankheit schützt, indem sie Pathogene eliminiert. Wie in der menschlichen Gesellschaft ist es jedoch mitunter schwierig, Gut und Böse klar zu definieren. Wir leben nicht nur in Kontakt mit einer Vielzahl an Mikroben, wir leben auch mit Milliarden von Symbionten zusammen, die das ganze Spektrum abdecken, von Mutualisten bis zu potenziellen Killern. Zusammen bilden wir einen Superorganismus, der zu optimalem Leben fähig ist. Vor diesem Hintergrund ist das Immunsystem nicht als ein Killer anzusehen, sondern als eine Kraft, die innerhalb des Superorganismus für Homöostase sorgt.«

»Konfrontiert mit Mikroben, reagiert das Immunsystem nicht, indem es den Teufel bekämpft, sondern nur, indem es eine mikrobielle Umwelt schafft, die es dem Organismus erlaubt, mit den Mikroben zu leben«, erläutert Gérard Eberl. »Es ist nicht ein Kampf zwischen Gut und Böse, es ist eher ein Gleichgewicht zwischen Mikroben und Wirt, das einen Superorganismus hervorbringt.«

Säugetiere besitzen nicht nur ein angeborenes, sondern darüber hinaus ein erworbenes oder adaptives Immunsystem, eine geniale Errungenschaft der Evolution, die aus Kontakten mit Mikroben lernt, die sich an lang zurückliegende Kontakte erinnert und innerhalb kurzer Zeit eine Armee an höchst effektiven und spezifischen Abwehrzellen mobilisieren kann. Dieses adaptive Immunsystem braucht den frühen Kontakt mit Bakterien und Viren – ja, ohne ihn, das zeigen die keimfreien Mäuse, ohne das rege Mikrobenleben des Darmes, ohne die richtigen mikrobiellen Signale zum richtigen Zeitpunkt bleibt es unvollständig und erreicht nie seine volle Leistungsfähigkeit.

Michael Fischbach, ein Biochemiker von der University of California, ist sich sicher: »Der Job des Immunsystems erscheint jetzt viel nuancierter und komplexer. Es muss auch unsere Symbionten als Selbst erkennen. In der Zukunft werden wir gar nicht mehr von einem Immunsystem sprechen, sondern von einem Mikroben-Interaktionssystem.«

Vom Abwehr- zum Interaktionssystem – das ist eine fundamental andere Art, der Welt außerhalb des eigenen Körpers gegenüberzutreten. Holobionten sind wachsam und durchaus nicht wehrlos, ihre Haltung gegenüber Mikroben ist aber nicht grundsätzlich auf Verteidigung und Abwehr ausgerichtet, sondern eher durch eine Bereitschaft zur Koexistenz gekennzeichnet. Vielleicht wurde diese Haltung aus der Not geboren, weil es angesichts der Omnipräsenz der Winzlinge auf der Erde gar nicht anders geht; in ungezählten Fällen ist aber aus dieser Koexistenz sogar eine Kooperation entstanden, sofern die Partner die Logistik in der Griff bekamen und sich nach langer Koevolution eine genügend große Schnittmenge gemeinsamer Interessen herausschälte. Wenn man so will, haben Organismen eine Art Willkommenskultur für Mikroben entwickelt. Nicht ein sofortiger Abwehrreflex ist die Regel, nicht die Frage: Wie kann ich dich loswerden, abwehren oder zerstören? Sondern: Wie können wir zusammenleben. Gibt es vielleicht sogar einen Weg der Koexistenz, auf dem wir voneinander profitieren? Der Pulverdampf hat sich verzogen. *War no more* – jedenfalls nicht, solange es nicht unbedingt nötig ist.